DES

ALTÉRATIONS DU SANG.

TOULOUSE, IMPRIMERIE D'AUG. HENAULT.

DES
ALTÉRATIONS DU SANG
ET DU
TRAITEMENT DES MALADIES
QUI SONT OCCASIONÉES PAR CES ALTÉRATIONS;

PAR E. COMBES,

DE TOULOUSE;

DOCTEUR EN MÉDECINE DE LA FACULTÉ DE PARIS, ANCIEN CHIRURGIEN DES HÔPITAUX DE PARIS, MEMBRE DE PLUSIEURS SOCIÉTÉS SAVANTES.

MÉMOIRE

Qui a remporté au Concours la Médaille d'or décernée par la Société Royale de Médecine de Toulouse.

Paris, Germer-Baillères, Libraire, rue de l'Ecole de Médecine, 17.

Toulouse, Delboy, Libraire, rue de la Pomme, 71.

1841.

AVANT-PROPOS.

Quelles qu'aient été les phases de la science et de l'art, quelle tournure qu'ait pris l'intelligence humaine dans ses manifestations aux divers âges du monde, la médecine, le premier, le plus noble, le plus utile des arts, en a subi le reflet. Pourquoi, dira-t-on, ces agitations, ces changemens dans ce qui, comme la vérité, doit avoir une base immuable ; pourquoi des fluctuations qui infirment la certitude, vous n'avez donc pas encore su lire dans ce livre de la vie qui est ouvert devant vous! Voilà le cri du peuple à l'aspect des interprétations qu'ont subies les entités morbides à chaque système qui surgissait dans le monde médical, ontologistes du temps de la scolastique d'Aristote; vous avez introduit la régularité de l'architecture grecque jusques dans les conceptions médicales, vous avez pris ensuite un compas et vous avez circonscrit l'être morbide par les lignes géométriques ; puis, lorsque les idées religieuses ont dominé les peuples, vos théories sont devenues métaphysiques, superstitieuses, jusqu'à ce que qu'enfin, sacrifiant comme tous au positivisme de la philosophie du 18e siècle, vous avez enseveli, sous le poids de l'encyclopédie, toutes les théories douteuses, et élevé sur ce grand monument de l'esprit humain, comme sur un autel, le dogme du matérialisme! Pourquoi cette versatilité d'opinions? La certitude peut-elle être démentie?

L'objection paraît puissante au premier abord, et un esprit superficiel pourrait bien s'en contenter; mais, pour peu que, versé dans l'histoire de la médecine, on examine à fond la pensée intime qui a présidé à la formation des systèmes, on se convaincra facilement et sans effort, que les mêmes phénomènes morbides, différemment désignés, ont presque toujours donné lieu aux mêmes interprétations différemment traduites; que, à la même série de symptômes, on a, sauf modifications légères, opposé les mêmes moyens; que les grandes divisions des causes pathologiques ont toujours reposé, sauf quelques exceptions réfractaires, sur une éternelle dichotomie, chaud ou froid, sec ou humide, *strictum* ou *laxum*, spasme ou relâchement, sténie ou asthénie, inflammation active, ou passive, etc.; et que toutes les indications thérapeutiques ont eu pour but de combattre par les contraires la tendance morbide. Les médecins ne furent jamais dissidens sur ces questions cardinales, car je ne crois pas devoir tenir compte de la malheureuse rêverie d'Hahnemann; il n'y eût divergence que dans les interprétations des faits primordiaux, qui, échappant à la démonstration, pouvaient être envisagés sous des points de vue différens. On serait d'ailleurs bien moins étonné de trouver quelque différence dans les conclusions de plusieurs médecins, si l'on savait de combien de données et d'élémens divers il faut tirer une résultante; le problème est bien complexe, et le vulgaire le croit si simple !

Si, après avoir établi son diagnostic reposant sur tant d'élémens souvent disparates, le médecin, sur le point de baser sur lui ses données thérapeutiques, est accusé par le vulgaire de n'exercer qu'un art conjectural, je dois ajouter qu'il est aujourd'hui bien facile, et il deviendra chaque jour plus aisé, par les progrès de la science, de détruire ces objections banales que l'ignorance seule pourrait opposer. Sans revenir aux explications parfois bien forcées de nos devanciers, sur le mécanisme de évolutions morbides, et sur celui *hippocratiquement contraire* (1) des actions thérapeutiques qui ne se laissent pas toujours aisément traduire, ne pourra-t-on pas, un jour, appuyé sur les principes scientifiques les plus incontestables, rendre raison suffisante et peut-être mathématique d'une grande partie des lésions morbides d'une part, et de l'autre, du mode d'action des agens modificateurs ?

Et je parle ici surtout des affections qui ont leur siége, en partie du moins, sinon en totalité, sur les fluides ! Un exemple fera mieux comprendre ma pensée : soit le diabète, affection dont hier encore les causes, le premier développement, la marche, le siége positif, la nature enfin étaient inconnus ; on ne savait hier que quelques-uns de ses derniers symptômes appréciables par les sens, et sa terminaison funeste ! Aujourd'hui l'analyse

(1) Contraria contrariis curantur. (Aphor).

est venue, qui a examiné ou décomposé les élémens organiques, qui a séparé les principes immédiats, et compté les molécules : dans cette limite extrême se sont rencontrées deux sciences qui se donnent la main : la physiologie et la chimie, le scalpel et le réactif. Une différence légère de composition, ou même une proportion différente dans les molécules composant un corps, en fait un corps nouveau dont les propriétés sont différentes ou opposées, eu égard surtout à la vitalité qu'il ne faut pas perdre de vue. Il fallait produire un corps vivant pour la réparation du corps, l'albumine; il n'a pu sortir du travail des organes qu'un produit imparfait de l'assimilation, qu'un corps inorganique, inférieur de quelques degrés, le sucre; et les organes excréteurs, en raison de cette tendance conservatrice que le père de la médecine leur a si bien reconnue, doivent éliminer le corps étranger, qui serait une mine de calculs rénaux ou vésicaux, s'il était moins soluble. Or, on ne rend de la matière sucrée par les urines que parce qu'elle se trouve dans le sang (1), d'où elle est extraite par les reins qui la séparent sans la former; cette matière sucrée n'existe elle-même que par un défaut d'animali-

(1) Je ne prétends pas décider ici la question du siége primitif d'une affection que quelques auteurs, MM. Segalas, Dezeimeris, etc., ont fait consister dans une hypertrophie des reins et ont rapportée à un vice de sécrétion, s'appuyant sur les recherches du premier de ces auteurs et de Vauquelin, qui pensent que le sucre n'est pas encore formé lorsque le sang est soumis à l'action rénale; Wollaston, cependant, y en a trouvé une assez notable quantité.

sation des élémens nutritifs, par une sorte d'arrêt de développement, comme les monstres de M. Geoffroy Saint-Hilaire, et le défaut d'élaboration élémentaire tient à une modification spéciale des propriétés vitales qui est encore enveloppée du voile qui nous cache toutes les causes premières

Si telles sont en effet les phases diverses de l'affection diabétique, qui ont été énoncées par M. Georges Barlou (1), le médecin éclairé n'agira point en aveugle, lorsque, prenant ses indications thérapeutiques dans l'état chimique des liquides qu'il veut modifier, il offrira à la nutrition languissante des matériaux tout animalisés ou plus facilement animalisables : peut-il y avoir une médecine plus rationnelle, plus positive? Et si, d'autre part, on peut, au moyen de l'inspection attentive du fluide sucré, acquérir un diagnostic certain non seulement sur la nature de la maladie, mais encore sur les divers degrés de son intensité, que traduiront les mouvemens rotatoires signalés naguères par M. Biot (Gaz Med. 1841), le doute deviendra une certitude. Tout se compte, se calcule et se pèse dans l'esprit du médecin judicieux, et lorsque tous les élémens qui doivent concourir à la solution du problême ainsi conçu : 1° Nature de la maladie ; 2° Traitement à lui opposer, ont été nettement posés dans son intelligence, il peut presque toujours aujourd'hui, même dans les cas les plus ténébreux pour le vulgaire,

(2) Guy's hospital reports, 11 octobre 1841.

asseoir un diagnostic satisfaisant et un traitement rigoureusement rationnel; si tout cela s'effectue, comme il y a lieu de le croire; diagnostic certain, connaissance de la nature de la maladie, traitement rationnel et indubitablement efficace, comme le fer dans la chlorose, que faudrat-il de plus pour convaincre les plus incrédules, que la médecine, loin d'être une science entièrement spéculative, peut être souvent rapprochée des sciences exactes?

On guérira les diabétiques par l'usage des viandes noires, fortement azotées, par les sels ammoniacaux que préconise le médecin de l'hôpital Guy, et qui lui ont déjà procuré quelques succès. Je ferai remarquer ici que la théorie rationnelle, puisée dans les découvertes modernes, a conduit aux modes de traitement adoptés par les anciens; Celse recommande les toniques et les astringens. Cette opinion est, dit-on, partagée par Arétée, *lib.* 2, *cap. II*, dans lequel je n'ai pu trouver de partie thérapeutique (édit. de 1768, *Argentorati, à paulo crasso.*) Alexandre de Tralles préconise le premier la méthode fortement nutritive; c'est ce que M. Bouillaud appelle un aveugle empirisme (*Dict. de Médec. prat.*, *tome* 6, *page* 256.) C'est ce que j'appellerais volontiers de la saine observation, et l'observation, ce n'est pas l'empirisme; il y a loin d'Hippocrate à Sérapion!

EXTRAIT DU RAPPORT

Sur le Concours ouvert pour l'année 1841, par la Société de Médecine de Toulouse.

« Non moins érudit, mais plus méthodique, l'auteur du nº 5 marche à la solution du problème par deux ordres de preuves : l'examen de l'humorisme ancien, sous le point de vue de son étiologie, de ses symptômes et de son traitement, forme le premier ordre ; le second renferme les recherches sur l'état actuel de la science touchant les altérations du sang. . . . .

» Nous ne suivrons pas l'auteur dans les preuves du premier ordre : elles lui ont permis de conclure que, depuis Hippocrate jusqu'à nos jours, l'importance du sang et des liquides exagérée par les uns, négligée par le plus petit nombre, n'en est pas moins restée évidente, et l'aveu implicite qu'en ont fait les antagonistes les plus prononcés de l'humorisme, n'est pas la partie la moins intéressante de ses recherches. . . . .

» En rappelant les matériaux qui ont été recueillis et les opinions qui ont été émises par tous les observateurs, l'auteur a pour but de présenter l'état actuel de la science sur le sujet donné : nous n'analyserons pas un travail qui n'est lui-même qu'un résumé des travaux déjà connus.

» Nous ne signalerons, comme ailleurs, que les faits
» principaux, etc. . . . .

» Plus heureux que ses concurrens, l'auteur
» du n° 5 a été particulièrement habile à dégager
» la thérapeutique de ces indications banales qu'il
» était si facile de rassembler et si difficile de choi-
» sir.. . . . .

» Nous regrettons en effet que l'auteur ait
» présenté d'une manière aussi vague le traitement
» de l'état typhoïde (1). Il nous eût paru plus utile
» à la solution de la question que l'énumération
» des contre-poisons qui suivent ce paragraphe. .
» . . . .

» Le n° 5 a fixé particulièrement l'attention
» de la commission. Une méthode plus sûre, une
» exposition plus claire, un style plus scientifi-
» que, l'ont particulièrement fait distinguer de ses
» concurrens, etc. »

---

(1) Voyez la note ci-après. Les notes et l'avant-propos ne fesaient pas partie de l'ouvrage envoyé au Concours.

La question proposée par la Société Royale de Médecine était conçue en ces termes :

Le sang est-il susceptible d'éprouver des altérations ? et, dans l'affirmative, indiquer les moyens de guérir les maladies dans lesquelles ces altérations existent.

Creduntur enim ex operibus, inveniuntur ex principiis....... multùm verò ad te adjuvabit in operibus exercitatio.

(GALENI, DE CRISIBUS, *lib.* 3.)

Antequam de morbis statuatur, primùm constare oportet quis morbus et quæ morbi causa.

(BALLONII, *opera*, *tom.* 2, *p.* 32.)

On doit applaudir à ceux qui cherchent à constater par des observations jusqu'à quel point les fluides vivans, circulans ou extravasés peuvent recéler les causes morbides et leur servir de véhicule.

(BROUSSAIS, Exam. des Doct., tom. 2, p. 54, 3e édit.)

Dans un moment de transition où les idées exagérées d'un système exclusif commencent à faire place à celles plus rigoureuses qui naîtront des recherches expérimentales, il appartenait à une société savante d'utiliser la halte, si je puis m'exprimer ainsi, que fesait la science pour mettre un peu d'ordre dans les opinions encore indécises et confuses, pour rassembler en un seul faisceau toutes les lumières qui pouvaient élucider la question encore pendante pour beaucoup de médecins, et qui, tout en formant la conviction entière de ceux qui douteraient encore, ébranlerait au moins les opinions exclusives de ceux que l'esprit de système avait entièrement subjugués. Le temps était venu où le courant de la science hippocratique dont tant de génies et tant de siècles avaient grandi la puissance devait emporter la digue qu'une main forte, il est vrai, n'avait pas craint de lui opposer; la réflexion devait venir après l'enthousiasme, et les yeux dessillés devaient s'apercevoir que si les idées de pathogénie nouvelle portaient avec elles, dans certains cas, un cachet irrécusable de vérité, elles n'infirmeraient en rien les données pathologiques dont de grands observateurs avaient, pendant trente siècles, reconnu la vérité. La doctrine des solidistes aura passé, laissant après elle dans la science une empreinte profonde que la main du génie sait imprimer à toutes ses œuvres, mais elle sera déchue du règne exclusif auquel elle avait aspiré. Quelles sont aujourd'hui les armes que nous aurons pour la combattre? Si, n'acceptant, d'après la marche actuelle de la science, que les faits rigoureusement présentés par l'observation et par l'analyse, abstraction faite de toute hypothèse, nous éloignons tout ce qui ne trouverait un appui que sur un rationalisme éclairé, il faut bien l'avouer, notre arsenal ne sera ni bien complet, ni bien formidable; la chimie organique ne fait que de naître, les altérations des fluides et du sang en particulier ne sont pas encore bien connues, et leur relation avec les symptômes morbides le sont encore moins ; mais cela ne diminue en rien l'intérêt qui doit s'attacher à la question fondamentale qu'a proposée l'Académie. Nous examinerons d'abord, dans un coup d'œil rétrospectif, l'humorisme ancien sous le point de vue de son étiologie, de ses symptômes et de son traitement, et nous aurons occasion, sans doute, de prouver une idée qui nous est venue souvent en lisant les œuvres de nos devanciers : que les doctrines anciennes ne font pitié qu'à ceux qui ne les connaissent pas! En second lieu, nous chercherons à déterminer l'état actuel de la science sur les altérations du sang qu'a pu constater la chimie, par les réactifs ou le microscope, et les divisions qui nous paraissent le plus naturelles pour classer les altérations multipliées dont ce liquide est susceptible : nous présenterons ensuite, suivant le programme de l'Académie, les moyens thérapeutiques que l'expérience, non moins que la raison chimique, ont jusqu'ici pu suggérer aux praticiens.

§ Ier.

Hippocrate, considérant la fièvre comme une effervescence suscitée par la nature pour produire la coction du sang et des humeurs qui voulaient se dégager de la partie crue qui les embarrassait, et les crises, dont le médecin de Pergame amplifia la théorie, comme le jugement de l'effort produit pour leur élimination, paraît avoir établi le fondement de l'école humoriste. Le père de la médecine reconnut aussi un état pléthorique, surtout dans la jeunesse et dans la période aiguë des maladies; l'hémorrhagie spontanée qui survient dans le début et dans l'état des affections, en était la preuve, et lorsqu'il y avait des matières hétérogènes à éliminer, un certain temps était nécessaire pour que la nature eût le pouvoir d'en provoquer l'élimination.

Quelques siècles s'étaient écoulés, lorsque, voulant dégager la médecine du fatras des théories aveugles dans lequel l'avait engagée le dogmatisme et surtout la méthode, et la replacer dans la seule voie rationnelle alors et toujours, celle de l'observation et de l'induction hippocratique, Galien s'inspira des écrits du médecin de Cos et les reproduisit en les pliant au système général que son génie avait formé. Il admit des intempéries des parties similaires et des parties organiques, c'était sa médecine et sa chirurgie. Je n'ai à m'occuper ici que des premières qui forment l'humorisme galénique : il admettait comme causes de maladies la pléthore et la cacochymie. La première seule reste identique, les autres, bientôt suivies de la dépravation de l'humeur qui les forme (la pituite, la bile et la mélancolie), corrompent alors le sang et rentrent dans la cacochymie.

Après un long temps de barbarie et d'ignorance superstitieuse, le seizième siècle, en traduisant les écrits du père de la médecine et de son commentateur sur le texte même, donna à la médecine une impulsion nouvelle.

Boerrhaave, fondateur d'un humorisme à peu près calqué sur celui de Galien, admettait parmi les virus simples des humeurs, un état de prédominance du gluten spontané, qui, ayant d'abord son siégé dans les premières voies, par suite de digestions mauvaises, passait ensuite dans le sang où il se manifestait par l'état visqueux de ce fluide, la pâleur générale, les obstructions viscérales, le trouble des mouvemens vitaux, les hydropisies diverses et la mort; le traitement se trouvait dans les purgatifs, les stimulans, les résolvans, etc. Selon lui, l'état alcalin du sang, produit par une alimentation putréfiée, donne lieu à l'acrimonie, au défaut de sécrétion, à la fièvre ardente, aux inflammations, aux gangrènes, aux sphacèles, etc.; il lui opposait les acides, les délayans, les émulsifs, etc. La pléthore, selon Boerrhaave, dépendait de la raréfaction du sang et de sa vélocité, d'où résultaient la chaleur, l'altération des sécrétions, la rupture des vaisseaux; il traitait par les évacuations sanguines.

Un des premiers réfractaires aux idées galéniques, Laurent Joubert, avança que la putréfaction ne saurait exister dans le corps vivant, mais il attribua la putridité des fièvres à l'effervescence.

Lorsque, peu après la découverte d'Harvey, Malpighi eut reconnu, en 1661, le passage du sang des artères dans les veines, et que, trente ans plus tard, Leuwenhoeck aperçut même les vaisseaux qui n'admettent pas le globule sanguin tout entier, et qu'il appela névrolymphatiques, les idées mécanico-chimiques s'imposant à tous les esprits, on crut trouver la cause des maladies dans une altération des humeurs due à l'introduction de corpuscules étrangers qui, par leur forme ou leur nature délétère, gênait leur passage dans les vaisseaux, les dissolvait ou tendait à les coaguler et formait ainsi les épanchemens ou les obstructions (*infarctus*). Selon ce système, le sang ne se congestionnait dans une partie pour y développer l'inflammation qu'à cause de la trop grande force d'impulsion que le cœur lui avait communiquée. L'enthousiasme de la nouvelle découverte fit dépasser le but, c'est ce qui arrive souvent en médecine.

Enfin arriva cette ère que Broussais appelle celle des humanistes de la médecine, de laquelle date le réveil des idées saines et basées sur l'observation des faits; elle donna naissance à la chirurgie de Boerrhaave, à la médecine de Stoll et de Sydenham; elle alluma, par la main de l'immortel Harvey, le flambeau qui devait éclairer de sa flamme féconde les travaux de Fernel, de Haller, de Bonnet, de Morgagni, de Bichat et de ceux qui sont aujourd'hui nos maîtres.

En jetant un coup d'œil sur les doctrines médicales de tous les temps, on ne peut s'empêcher de remarquer que les explications théoriques ont toujours suivi l'état de la science et sont parties comme d'un point central des idées dominantes de l'époque et des systèmes accrédités. Ainsi, pour ne pas sortir de notre sujet, le sang était altéré pendant le règne des doctrines hippocratiques, renouvelées par Galien, par l'excès de chaud ou de froid, de sécheresse ou d'humidité. Lorsque prédominèrent les explications des humoristes, la pituite, le phlegme, l'atrabile se mêlèrent au sang; les vitalistes y firent pénétrer en excès ou en défaut l'esprit vital qui remplissait les artères, les chemiatres le trouvèrent acide ou alcalin, et lorsque Guillaume Harvey donna la clé du mouvement circulatoire, ce furent les tuniques vasculaires qui opérèrent la coction des particules crues mêlées avec le sang; Broussais enfin, lui donnant un rôle secondaire, le fit accourir à l'appel de son irritation et participer ensuite aux désordres consécutifs qu'elle occasione. Il suffira de ce simple aperçu des annales de la médecine, pour s'assurer que tous les systèmes pathologiques ont admis, quoique sous un point de vue différent, les altérations du sang. Broussais lui-même a dit : « L'inflammation altère toujours les fluides de la partie enflammée et quelquefois la masse entière des humeurs. (Exam. des Doct. propos., CIV, tom. I.) ».

§ II.

De quelle manière que l'on veuille envisager le corps humain, soit lorsque l'équilibre de ses fonctions le laisse en état de santé, soit lorsque le trouble de ces mêmes fonctions vient dénoter un état morbide, on sera toujours forcé de le voir soumis à deux ordres de forces peut-être également puissantes, celles qui sont inhérentes à la matière, et qui accomplissent librement leur œuvre de dissolution dès l'instant que les secondes ne s'opposent plus à leur action, et en second lieu, celles qui développent leur puissance dans les corps organisés et qui jouissent de la vie; forces chimiques, forces vitales, qui se modifient réciproquement, sans doute, dans les corps où elles se rencontrent, qui se neutralisent peut-être quelquefois, mais qu'on ne peut enfin s'empêcher d'admettre toujours. Jusqu'à quel point les lois qui régissent la matière inerte sont-elles maîtrisées par celles qui sont propres aux corps vivans? C'est une question sur laquelle les chemiatres et les vitalistes ne pourront pas souvent s'entendre, car le dernier mot n'est pas encore dit entre la vie et la matière, entre Stalh et Sylvius; pour nous, ces deux forces ne peuvent être considérées isolément, n'étant jamais indépendantes l'une de l'autre; aussi l'humorisme de nos jours se borne à constater dans le sang deux sortes d'altérations, l'une dans sa quantité, l'autre dans sa qualité.

Pour rester dans les termes de la question proposée par la Société de Médecine de Toulouse, je ne traiterai pas des vices de quantité du sang par rapport à la constitution générale, vices qui ne sont caractérisés que par l'excès, pléthore des anciens, hyperémie de M. Andral, et que cet auteur ne regarde pas toujours comme le résultat d'une augmentation de la masse du sang; et en second lieu, par le défaut, occasioné par une hématose insuffisante, des hémorrhagies excessives, dans les premiers instans seulement où elles viennent d'avoir lieu; car l'absorption interstitielle a bientôt rempli le vide des vaisseaux; c'est l'anémie des auteurs. Dans ces divers états, le sang conserve toujours, ou du moins est supposé conserver tous ses élémens dans leur proportion normale; mais ces cas, qui doivent être fort rares, seront admis sans préjudice d'une pléthore par prédominance des élémens solides ou plastiques du sang sur la quantité relative du sérum et d'une anémie par excès de ce dernier principe sur les matériaux du caillòt, les globules, par exemple, qui diminuent les premiers (hydroanhémie). Nous parlerons des altérations du sang dans lesquelles des principes anormaux, mais produits par une sécrétion vitale, comme le lait, la bile, le pus, l'urée et l'urine, se mêleront à lui dans le mouvement circulatoire ; nous trouverons aussi mêlées au fluide sanguin des substances inorganiques, septiques, délétères, peut-être même des impondérables ; mais ces matières hétérogènes sont-elles charriées par le sang, parce qu'elles ont été absorbées de nouveau dans le sein des organes après leur séparation glanduleuse, ou bien parce que la puissance sécrétoire ayant été divertie, les matériaux n'on pas été séparés ?

Le sang peut-il pécher par le défaut ou l'excès de son innervation ? les travaux récens de chimie organique, en établissant une presque similitude entre la fibrine qui le constitue et la fibre musculaire, proprement dite, les effets galvaniques obtenus au moyen de la pile de volta sur le coagulum du sang, ont prouvé que ce fluide jouit d'une part de vitalité et doit en puiser le principe dans le système nerveux (1).

(1) Comme pour suivre l'analyse toute rationnelle du sang par Bordeu, et confirmer encore, s'il était nécessaire, l'opinion qui se rattache à la vitalité du sang, nous pourrions citer deux observations extrêmement intéressantes qui nous ont été communiquées par le savant professeur d'anatomie, M. Naudin, et qui démontrent d'une manière concluante la vitalité de ce fluide. Dans la première, une couronne de trépan avait été appliquée sur la partie antérieure du pariétal, et avait atteint la branche antérieure de l'artère méningée

Le gaz nerveux, dit Lobstein (Anatom. Patholog., tome 1, page 170), se mêle au sang pour lui transmettre sans doute la vie ; c'est de lui et par son moyen qu'est produite cette loi de solidarité qui lie entr'eux les divers élémens de l'économie et la quantité de l'influx innervatif, détermine l'état sain ou morbide, par son équilibre, son excès ou son défaut, et produit, dans ce der-

moyenne, qui se trouve, comme on sait, logée dans un sillon tracé sur la face interne de cet os, et donné lieu à une assez forte hémorrhagie à laquelle on se contenta, ne pouvant pas faire autrement sans doute, d'opposer le tamponnement; l'épanchement eut lieu alors entre la dure-mère et la voûte osseuse, et les accidens de compression cérébrale ayant contraint le chirurgien (qui était M. Larrey père), d'enlever les pièces d'appareil, on trouva dans la perte de substance occasionée par le trépan un tampon formé par le sang parfaitement organisé, et pourvu déjà des vaisseaux nécessaires à la nutrition ; un temps assez long pour les laisser former s'était sans doute écoulé et on dut les distinguer attentivement des bourgeons charnus qui s'élèvent des surfaces osseuses qui ont subi une solution de continuité, et des granulations fongueuses qui s'élèvent si rapidement des méninges dénudées lorsque la marche de l'inflammation leur en laisse le temps.

La deuxième observation a trait à une blessure qui fut faite à la région lombaire par un instrument piquant et tranchant. L'arme avait pénétré jusques dans la masse musculaire commune au sacro-lombaire et au long dorsal, et un épanchement considérable de sang fourni par quelque branche musculaire des artères lombaires se forma entre la masse charnue et la forte aponevrose qui la recouvre. Le sujet étant mort après quelques jours, les recherches nécroscopiques présentèrent un travail évident d'organisation dans la masse sanguine épanchée et une disposition analogue à celle dont il est question dans l'observation précédente, les parties voisines ne communiquant avec le corps nouveau que par des liens cellulaires et des vaisseaux nourriciers.

nier cas, les fièvres de mauvais caractères (typhus) : telle devait être aussi l'opinion de Haller, qui compte, au nombre des causes du mouvement du sang dans les vaisseaux, l'irritation nerveuse qu'il range parmi les causes de l'hémorrhagie, ainsi que le confirment les expériences 66, 117, 138, 201, 202 et 228 de son 2e Mémoire sur le mouvement du sang. Cette question, insoluble dans l'état actuel de la science, comme toutes celles qui se rattachent au fluide nerveux et touchent de trop près à l'essence de la vie, puisera peut-être quelques lumières dans un vitalisme rationnel et expérimental qui succédera sans doute à l'état de trouble et de scepticisme outré dans lequel sont plongés aujourd'hui les principes médicaux. « Le fluide éthéré (dit F. Hoffman, à propos de l'adynamie dans les fièvres putrides), excitateur par excellence des mouvemens vitaux, continuellement versé dans le sang par tous les pores, lui donne la propriété d'exciter les parties solides et de provoquer par conséquent la systole du cœur après que son abord en a déterminé la diastole. »

L'étude des altérations du sang n'est pas encore assez avancée pour qu'il soit possible de les ranger dans un cadre méthodique. Un savant et judicieux professeur de Paris, M. Andral, qui s'occupe spécialement de cette étude, a bien tracé, il est vrai, une sorte de classification dont je donnerai plus loin l'analyse ; mais cet ouvrage, encore inachevé, ne peut servir de base à un travail de la nature de celui-ci, dont le principal but est de présenter l'état actuel de la science sur le sujet donné, en rappelant les matériaux qui ont été recueillis et les opinions qui ont été émises par tous les observateurs.

§ III.

Le sang est composé de deux parties distinctes exactement mêlées entr'elles, lorsque ce liquide est en circulation et jouit de toutes ses propriétés vitales, et qui se séparent lorsqu'il est sorti de ses vaisseaux et abandonné à lui-même. Une de ces deux parties est le caillot qui est composé lui-même de trois parties distinctes, qui sont : 1° la fibrine que M. Raspail prétend n'être que de l'albumine modifiée (Chimie organ.) ; 2° les globules dont le diamètre est de 1/125e de millimètre et qui sont formés d'une enveloppe fibrineuse, à ce que l'on croit, renfermant l'hématosine, matière peu connue dans sa nature, mais qui contient une molécule d'oxide de fer à laquelle elle doit sa couleur ; 3° une certaine quantité de sérum renfermée dans les mailles du caillot.

La seconde des deux parties constituantes du sang est le sérum, presque entièrement composé d'eau (790 p.) qui tient en dissolution de l'albumine et quelques sels (80 p.). MM. Prevost et Dumas y ont trouvé aussi du soufre et du phosphore ; M. Orfila, quelques traces d'arsenic, question qui n'est pas encore bien éclaircie.

Je pourrais donner ici les diverses analyses du sang qui ont été faites par Fourcroy, Berzélius, et dans ces derniers temps, par MM. Lecanu, Prévost et Dumas, Andral et Gavarret, et quelques autres ; mais de quoi serviraient ces données pour la solution de la question pratique qu'a proposée l'Académie? Pour en retirer un profit réel, il faudrait que la chimie pathologique eût opposé à l'analyse du sang dans l'état normal, pris comme type, les changemens divers que ses élémens peuvent éprouver par l'effet des maladies, soit dans les proportions relatives de ses parties constituantes, soit dans les qualités physiques ou chimiques que ces mêmes maladies peuvent leur communiquer. Malheureusement, la science n'en est pas encore là ; l'anatomie pathologique du sang ne fait, pour ainsi dire, que de naître. Les humoristes anciens avaient admis ces lésions, mais ils nous avaient transmis leurs croyances par des formules si peu rigoureuses, qu'il me sera, je crois, permis de dire qu'ils avaient préparé les voies aux solidistes exagérés qui devaient la nier. Aujourd'hui que l'enthousiasme est passé et qu'une investigation rigoureuse peut se porter sur les humeurs, auxquelles il n'était pas même permis naguère de penser, on peut espérer que les observations cliniques, de concert avec la chimie organique élucidée par les réactifs et le microscope, feront un peu avancer la question. Les travaux de MM. Andral et Gavarret ont déjà prouvé que le phénomène culminant qui a lieu dans le sang dans les phlegmasies, est l'augmentation de fibrine. Mais cette augmentation n'a-t-elle lieu que lorsque l'organe enflammé a pu communiquer aux liquides une modification particulière, ou bien, cette altération existant primordialement dans le liquide est-elle indépendante de la phlegmasie qu'elle aurait précédée et préparée elle-même ? C'est là, comme je le dirai ailleurs, que se rencontreront toujours les partisans exclusifs du solidisme et de l'humorisme, et ils auront tous raison, jusqu'à ce que les faits sévèrement interprétés soient venus faire à chacun sa part.

La simple inspection du sang tiré de la veine et divisé en sérum et en caillot, ne peut pas, d'après M. Andral, donner une juste idée de sa composition par les proportions relatives de ces deux parties. En effet, la grosseur du caillot que j'ai vu souvent moi-même occuper tout le vase, pourra tenir à ce que la fibrine se coagulant rapidement aura enfermé dans ses mailles tout le sérum qui n'aura pu se séparer, et la petite proportion qui s'en sera échappée, aura été emportée par l'évaporation, surtout si le sang a séjourné dans un lieu chaud et sec. J'ai remarqué que le sang artériel n'abandonne pas son sérum aussi facilement que le sang veineux ; il est en effet plus coagulable et plus vitalisé. Haller (Exper. 11) a trouvé un rapport direct entre la couleur rouge des globules sanguins et la force des animaux.

Pour avoir les proportions exactes des parties constituantes du sang, il faut le soumettre à la dessiccation et à l'analyse.

Certes, la composition du sang doit avoir un effet bien prononcé sur l'action qu'il produit par son contact sur les solides. Haller attribue à l'irritation que produit l'abord de ce liquide sur la paroi interne des cavités du cœur, la contraction de cet organe. Les expériences qu'il cite à ce sujet prouvent qu'il fesait persister à volonté les contractions dans les parties droites ou gauches, selon qu'il déviait d'un côté ou de l'autre l'abord du fluide sanguin. (*Mémoire sur les causes du mouvement du Cœur*, *sect.* 1, *p.* 169.)

L'état pathologique du sang, les modifications qu'il

subit ou qu'il imprime aux solides, n'étant pas encore susceptibles d'être rigoureusement déterminées, je me livrerai à la recherche des opinions diverses qui ont été émises par les principaux auteurs et ont dominé dans la science.

Le sang est le point de départ de l'organisation humaine et c'est de lui que partent les molécules composantes des organes (*Exosmose de M. Dutrochet*); mais il est aussi le centre dans lequel vont se rendre les débris divers qui proviennent du mouvement continuel de décomposition qui se passe en eux (*endosmose*); il s'approprie toutes les molécules qui furent partie intégrante des solides ou que ceux-ci refusèrent de s'assimiler, en vertu de leur sensibilité organique (*Bichat., Anat. gén.*); il reçoit les débris moléculaires des productions morbides formées dans l'épaisseur des tissus ou dans les cavités diverses, et dont la physiologie pathologique, encore dans l'enfance, n'a pu nous dire le nombre et la malignité : il peut, sans doute, se mêler au sang des fluides sécrétés dont les conduits éliminateurs sont obstrués ou rompus (*Ictère, fièv. urineuse*), mais la production des élémens hétérogènes qu'il charrie, peut-elle être spontanée et provenir d'une réaction entre ses principes constituans?

Le sang peut être atteint encore de ces affections qui sont caractérisées par la formation de produits morbides, tels que les tubercules, la matière encéphaloïde, le pus qu'on a trouvé dans la circulation (*M. Donné*), dans des caillots extravasés ou formés dans la cavité du cœur et des gros vaisseaux. M. Cruveilher attribue, dans ce cas, la présence du pus dans les caillots à la transsudation de ce liquide qui aurait été formé par les parois des vaisseaux enflammés.

Quelle peut être encore l'origine des concrétions pierreuses que l'on rencontre quelquefois dans les parois des gros vaisseaux ou dans le voisinage de leur origine, ainsi que des concrétions tophacées qui sont déposées dans les cavités articulaires dans les affections arthritiques?

MM. Andral et Bégin ont trouvé de la matière encéphaloïde au centre des concrétions polipiformes du sang qui se forment dans le cœur et les gros vaisseaux (*Diction. de Méd. prat.*) Ce fluide, dit M. Duparcque, dans son ouvrage sur les altérations organiques de la matrice (*page* 32), en fournit les élémens ou les matériaux, comme il fournit les élémens des divers tissus de l'économie et ceux des humeurs sécrétées. Pour être logique, dit-il encore, d'après le rôle que l'on veut faire jouer à l'hérédité dans la production du cancer, on devrait en conclure que ces maladies, si variées, polypes, lipômes, ostéosarcomes, tophus, etc., tiennent à une cause générale qui ne peut avoir son siége que dans le sang.

Une semblable opinion a été émise récemment (juillet 1840), par le docteur Langenbeck; il donne au cancer un mode étiologique qui n'est pas adopté par tous les pathologistes, et qui donne au sang, sinon la faculté de le former, du moins l'emploi de son premier véhicule. La matière cancéreuse, dit-il, se forme dans le sang, passe à l'état de cellules, puis s'arrête sur un organe où elle forme une tumeur,

Faudrait-il admettre l'opinion émise par Adams et tout récemment adoptée par MM. Baupertuis et Adet de

Roseville, qui attribuent les principes morbides spéciaux à la présence d'animalcules microscopiques? Cette explication avait été mise en avant aussi pour rendre compte du développement du choléra-morbus, lorsqu'il sévissait sur la France ; mais les recherches les plus minutieuses n'ont pu lui donner le moindre fondement, et elle a dû être reléguée, comme hypothèse, avec les virûs des écoles d'Allemagne.

La lésion des solides peut quelquefois donner lieu à des phénomènes analogues à ceux qui se passent dans les affections qui sont dues évidemment à une altération des liquides. Le docteur Corrigan a observé les symptômes de la chlorose (bruit de soufflet dans le cœur et les gros vaisseaux, pâleur générale, palpitations, étourdissemens, œdème, etc.), dans une maladie caractérisée par la lésion des valvules aortiques qui les empêche de fermer le calibre de ce vaisseau et par conséquent diminue la force d'impulsion du sang vers le cerveau. Il résulte de cette anémie symptomatique des phénomènes semblables à ceux de la chlorose. Cela tend à prouver ce que l'on sait déjà, le défaut d'action excitante du sang dans cette maladie. Le docteur Robert Law, de Dublin, a cité récemment deux cas semblables dont il a tiré les mêmes conséquences.

Dans ses Commentaires sur Boerrhaave, Van Swieten, adoptant une phthisie pour chaque organe en suppuration, suppose d'abord une cacochymie locale dans le sang de l'organe malade, lequel passe à la suppuration, et le pus, passant ensuite dans la circulation générale, produit la diathèse. Les humeurs, dit-il, ont dégénéré avant la fièvre, ou elles sont corrompues par la fièvre elle-même et deviennent impropres à la circulation ; un mauvais traitement, continue-t-il, peut donc suffire pour convertir une sinoque simple en sinoque putride. Je ferai remarquer encore ici un point de contact bien évident entre les doctrines du commentateur de Boerrhaave, qu'on a appelé le père de l'humorisme, et celles que l'on trouve consignées dans les écrits de Broussais.

D'après les idées de Galien, tous les vices humoraux peuvent conduire à l'altération du sang, soit que la cause première gise en lui-même, soit qu'elle lui vienne des autres humeurs corrompues. La différence qui sépare cet auteur de son antagoniste le plus acharné, c'est que le médecin de Pergame regarde comme cause des maladies diverses ce que celui du Val-de-Grâce considère comme effet. Sans trop préjuger sur la suite de mon travail, je crois pouvoir dire d'avance qu'ils ont raison tous les deux. Les opinions absolues sont seules fausses en médecine.

Indépendamment des théories générales des auteurs anciens, je citerai les opinions que quelques-uns ont émises sur les affections spéciales et le mode d'altération auquel il les ont rapportées. Les fluides, dit Cullen, p. 680, éprouvent dans le scorbut un changement considérable. La couenne du sang que l'on tire aux scorbutiques diffère en couleur et en consistance de celle que l'on observe dans le sang des personnes qui sont atteintes d'une autre affection. On observe de plus une différence dans le goût et la couleur du sérum. Quand on tire le sang de la veine, il paraît très-noir, et quand on le laisse reposer quelque temps, il s'épaissit et prend une couleur brune bourbeuse ; une partie de sa surface est verdâtre et ses parties ne se séparent pas d'une manière régulière. Cette disposition à la putridité augmente avec la maladie. Quand elle est parvenue au dernier degré, le sang est aussi noir que de l'encre. A l'ouverture des cadavres, celui qui est contenu dans les veines ou extravasé est noir, jaune et diffluent comme celui qui a été perdu dans les différentes hémorrhagies. Le sang, d'après le même auteur, peut acquérir divers degrés d'acescence et d'acrimonie, mais la putréfaction complète n'a jamais lieu dans les parties vivantes. A une époque avancée de l'éléphantiasis, le sang devient noir et d'une consistance semblable à de la gelée corrompue. (Cullen, méd. prat., traduct. de Bosquillon.)

Les anciens, qui n'avaient pas à leur disposition les moyens d'analyse que la chimie met entre nos mains, se contentaient dans leur investigation des caractères différentiels que pouvaient reconnaître les sens : c'étaient les propriétés physiques des liquides qu'ils observaient : il est des cas où ce moyen a aussi sa valeur. Voici à ce sujet une observation que j'ai recueillie dans un des grands hôpitaux de Paris où j'étais chargé d'un service médical : Dans le mois de juin 1834, on apporta un homme de 27 ans, d'une taille élevée, sanguin, robuste ; l'avant-veille de son entrée à l'hôpital, étant en parfaite santé, il avait pris, pour arrêter un écoulement urétral, une infusion d'une once de coloquinte dans un litre de vin blanc. Les premières doses de ce drastique avaient provoqué quelques coliques et des selles abondantes ; l'imprudent malade continua de plus belle et prit tout le vin blanc. Deux heures après qu'il l'eut achevé, il eut des étourdissemens, quelques nausées ; puis il se sentit si faible, qu'il fut obligé de se coucher ; bientôt après il fut porté à l'hôpital. Voici l'état dans lequel je le vis : décubitus en supination, la peau est d'une couleur brune livide, le pouls est petit, concentré et donne 115. Prostration complète, l'origine des membranes muqueuses est blafarde ; et, des lèvres, des gencives surtout, de la face interne des paupières, des conduits auditifs externes, suintait un liquide vert foncé qui etait évidemment du sang. Une diarrhée abondante donnait de temps en temps des masses du même liquide, et lorsque le besoin d'uriner se fesait sentir, le malade rejetait de la vessie un liquide encore semblable. J'ai raclé les gencives assez fortement pour les faire saigner, et je n'ai pu en obtenir que ce liquide vert foncé qui ne ressemblait nullement au sang. Comment aurait été celui de la veine, si on en avait tiré? J'ose à peine dire que je crois qu'il aurait été vert aussi ; c'est, du reste, une hypothèse, car je ne jugeai pas à propos d'ouvrir la veine, et le traitement tonique que je mis en usage fut approuvé par le professeur Devergie, qui était chargé en chef du service, et justifié par l'événement ; car, après huit jours d'un état fort grave, et presque contre toute attente, la maladie se dissipa graduellement et se termina par le retour à la santé.

Quelques médecins solidistes exclusifs qui ont vu ce malade sentirent leurs convictions ébranlées.

Il existe, au rapport des auteurs qui se sont occupés de la maladie vénérienne, lors de la grande épidémie de

1495, une fièvre qui se développait pendant la période d'incubation, sans doute, lorsque le virus alors plus terrible qu'aujourd'hui, était parvenu dans la circulation et provoquait un mouvement que l'école galénique n'avait, je crois, pas grand tort d'appeler éliminatoire. *Aliquando accidit febricula antè adventum, cum aliquo dolore capitis vel frontis; fiunt pustulæ et cessant dolores*, etc. (*Massa, de Morbo Gallico*, chap. 5, page 45.) Carmichaël, Hecker, Morelli, et, dans ces derniers temps, M. Rayer disent l'avoir observée; (Rayer, *Mal. de la Peau*, tom. 2, page 374) l'éruption des pustules psydraciées, syphilitiques dit-il (tom. 2, § 871), est quelquefois précédée de fièvre, de douleur dans la tête, dans les épaules et les grandes articulations. Cette fièvre ne disparaît pas toujours après le développement d'un première éruption, elle continue aussi long-temps qu'il s'en fait de nouvelles. Willan émet une opinion semblable pour le *psoriasis gyrata syphilitica*.

Que penser de l'infection purulente et des abcès viscéraux qui ont lieu après les grandes opérations? Rayer et Dupuytren les regardaient comme dus à une inflammation locale, mais sympathique du point sectionné. L'erreur de cette opinion est démontrée par l'état sain des parties qui environnent la collection purulente, et que l'on reconnaît par le lavage, etc. Ces phénomènes ont été considérés de diverses manières par les auteurs qui s'en sont occupés, surtout par M. Velpeau, en 1823-1826. Je soutins, dit cet auteur (Méd. Operat., tom. 1, page 97), que les dépôts purulens qui surviennent si souvent dans les viscères, à la suite des opérations, des plaies ou des suppurations de toute sorte, devaient être rattachées, non à autant de phlegmasies idiopathiques séparées, mais bien à une altération du sang, à l'entrée du pus dans le torrent circulatoire, et à son transport au milieu des organes. M. Cruveilher les considère avec Dance, et MM. Arnolt, Blandin, Berard, etc., comme la suite de la phlébite du membre amputé. (On pourrait opposer à cela une opinion bien soutenable émise dans un ouvrage récent (*Gazette Méd.*, 1840, n° 18, page 286), et qui, justifiant la phlébite traumatique, utérine, etc., des désordres lointains dont on l'accusait en infectant le sang, prouve que l'inflammation s'arrête, dans ces cas, à une courte distance de l'orifice irrité. Cette infection, que quelques praticiens ont pris pour des accès de fièvre intermittente qu'elle simule, me semble être due plutôt à l'absorption du pus ou autres humeurs à la surface du moignon, phénomène qui doit d'autant plus avoir lieu que les pertes éprouvées par l'organisme, soit par l'hémorrhagie pendant l'opération, ou les évacuations que l'on a fait subir aux malades, soit par la diète à laquelle ils sont soumis, forcent les bouches absorbantes à s'emparer activement de tout ce qui est en contact avec elles pour fournir au mouvement nutritif général. Cette opinion est celle de Maréchal, Legallois, M. Rochoux. L'expérience a mis hors de doute que l'infection, au moyen de l'absorption était plus active chez un sujet à jeun que sur un sujet bien repu. Une conséquence pratique de cette observation serait de se rapprocher un peu, du moins, du régime diététique adopté par les Anglais, les Allemands, les Américains, pour les sujets opérés, c'est-à-dire, de les appauvrir le moins possible et de ne pas les soumettre à un régime que je trouve trop sévère. Je pourrais citer un cas d'amputation dans lequel, obéissant à des indications que j'ai cru rationnelles, j'ai permis une alimentation le jour même où j'ai opéré, et une guérison rapide et sans le moindre accident a justifié ma conduite. En conséquence de mon opinion, j'irai plus loin que M. Velpeau, en proscrivant (sauf exception) la saignée dans le traitement des infections purulentes. Ce professeur déclare, du reste, qu'il n'a jamais pu en constater de véritables avantages (page 105), pas même des hémorrhagies spontanées.

Une maladie qui a souvent exercé la sagacité et la plume du médecin est la fièvre dite typhoïde, état complexe, composée d'une foule d'élémens dont les rapports réciproques sont encore inconnus. C'est sur ce terrain que se sont toujours rencontrés les pathologistes, c'est sur cette maladie qui fournissant prise, pour ainsi dire, à toutes les interprétations, a semblé se prêter à toutes les explications, et n'en présente encore aucune de bonne. (1) M. Andral cite une observation d'un homme de 23 ans

(1) Il semblerait que je commets une lacune grave, comme l'a fait observer le judicieux critique, en ne parlant guère que pour mémoire de la fièvre typhoïde, et des affections qui s'y rattachent si bien, qu'elles sont souvent confondues avec elles. Je pourrais dire d'abord, pour ma justification, que, pour faire cesser le vague que présentait ce nom auquel chaque auteur, je dirais presque chaque médecin, ajoutait un sens différent à quelques égards, et fesait dépendre de lésions diverses, puisqu'il était entendu que chaque symptôme devait avoir un point de départ fixe et déterminé, j'avais adopté les idées de M. Louis, Bouilland, etc., qui, rapportant l'affection typhoïde à une altération de follicules isolés de Brunner, ou agminés (plaques de

atteint de cette affection, et dont le sang tiré par la veine ne forma point de caillot, mais resta dissous dans la sé-

Peyer) de l'intestin grêle, en font une affection purement locale, dans laquelle n'existe pas d'altération générale des fluides, du moins primitivement; mais ce n'est point là ma pensée.

Un examen clinique attentif sur un grand nombre de malades en proie à des affections morales de toute nature, à des changemens de vie complets et sans transition, et souvent atteints de maladies que des symptômes pathognomoniques fesaient aisément localiser; plusieurs centaines d'autopsies cadavériques pratiquées avec d'autant plus de soin que je les fesais à une époque et dans des hôpitaux où j'avais à lutter contre des opinions systématiques exagérées qui cherchaient, sur le plus leger fondement, à se substituer à la mienne; enfin, le rapprochement de tous les élémens morbides, physiques et moraux, des lésions souvent si minimes, surtout dans l'intestin grêle, que présentaient les cadavres au scalpel qui cherchait sincèrement la vérité, tout cela m'avait conduit à une opinion, que bien des praticiens partageront avec moi, qui se trouve en esprit dans tous les ouvrages des anciens auteurs, et plus ou moins explicitement dans M. Stoll, P. Frank, Sydenham, Boerrhaave, Fr. Hoffman, et même dans la nosographie philosophique (1). C'est que le groupe de symptômes qu'ont étudié Rœderer et Wagler, MM. Petit et Serres, MM. Bretonneau, Bailly, Louis, etc., et qu'ils ont tous appelé différemment, comme s'ils avaient fait une invention particulière, se rapporte à un trouble général des fonctions nerveuses qui, venant immédiatement de la lésion des centres trisplanchnique ou cérébro-rachidien, peuvent avoir également leur point de départ dans ces organes primitivement affectés matériellement ou moralement, ou bien dans les organes divers dont la lésion profonde retentit sur les fonctions innervatives. La nostalgie offre souvent des symptômes typhoïdes; les passions dépressives en sont quelquefois la seule cause, et, si la maladie a eu peu de durée, si les organes digestifs n'ont pas eu le temps de se léser en réagissant sur eux-mêmes, à cause de l'absence des matières alimentaires sur lesquelles ils ont l'habitude de porter leur action, et aussi

(1) Le défaut de proportion entre la lésion des follicules et les symptômes, l'absence de lésion anatomique chez quelques sujets, le peu d'influence du traitement antiphlogistique, dit M. Chomel (Clin. Méd. page 539), prouvent que la maladie typhoïde ne consiste pas dans l'inflammation des follicules intestinaux : il vaudrait mieux la placer dans les liquides.

rosité. Après la guérison de cette maladie, le sujet ayan été atteint d'une pneumonie intense, le sang de la seconde

à cause de la présence des fluides excitans, la bile, les saburres d'autrefois, etc., qui excitent leur sensibilité; on ne trouve pas dans toute l'étendue de l'intestin grêle, même vers la valvule de Bauhin (iléo-cœcale), la moindre altération. Conséquemment à ces observations de clinique et d'amphithéâtre, j'avais consigné dans des notes écrites depuis plusieurs années les propositions suivantes qui étaient et sont encore l'expression de mon opinion personnelle:

1° Les symptômes typhoïdes ne sont point dus spécialement à la lésion déterminée d'un organe quelconque ni à un état particulier d'un fluide de l'économie. L'inflammation des membranes gastro-intestinales, de leurs follicules et de toutes les autres parties qui entrent dans leur composition, a, comme celle de tous les autres organes, une marche qui lui est propre, et qui ne donne pas nécessairement lieu aux symptômes typhoïdes.

2° Toutes les lésions des solides ou des fluides, traumatiques ou spontanées, inflammatoires, spéciales ou miasmatiques, peuvent donner lieu à des symptômes typhoïdes plus ou moins développés, pourvu qu'elles aient une nature ou une intensité telle qu'elles impriment au système nerveux une influence perturbatrice.

3° La lésion des follicules intestinaux est *ordinairement*, moins les cas d'épidémie (comme celle de Goettingue), la suite plutôt que la cause de la maladie typhoïde; de sorte que, tout en adoptant le sens de la définition donnée par M. Bretonneau qui dit: « *La dothinenterie est une maladie de tout l'organisme avec lésion spéciale de l'intestin,* » j'ajouterais que cette maladie de tout l'organisme, que tout le monde reconnaît résider dans les fonctions innervatives, peut aussi dépendre des lésions de tous les autres organes.

Ces opinions, qui pourront au premier abord paraître paradoxales, trouveront appui, non seulement dans la pratique de l'ancienne médecine, mais encore dans les prescriptions de l'école moderne, pour qui le lit du malade a encore ses enseignemens. Soit pour attendre des crises qui ne sont pas toujours des chimères, et ne pas priver le corps malade des forces qui devaient lui être plus tard nécessaires pour accomplir son effort éliminateur, soit pour donner d'hors et déjà à l'organisme en lutte avec l'élément morbide, la force nécessaire pour le combattre et le détruire, les médecins antiques soutenaient les forces des malades par une nutrition, souvent trop abondante, surtout dans le début des maladies, et stimulaient ensuite la vitalité par

saignée faite neuf jours après la première, était pris en un caillot épais et couenneux. (*Clinique Méd.*, tom. 3, page 354.)

des médications excitantes que Broussais appelait incendiaires; c'est qu'ils n'avaient pu manquer de s'apercevoir que l'abstinence prolongée, le séjour des fluides destinés à la digestion sur les surfaces intestinales, le contact et l'absorption par les bouches inhalantes de liquides irritans, au lieu de matières alimentaires et douces pour lesquelles elles sont formées, devaient nécessairement les irriter, et, en affaiblissant le malade, augmenter de plus la gravité des symptômes. Le régime des anciens n'était donc pas notre diète, et ils nourrissaient le malade, de peur que les privations ne lui fussent nuisibles, lorsque Broussais, qui avait fait de l'irritation la maladie universelle, eut proclamé que, à quelques légères exceptions près, le monstre morbide était un, unique, invariable, la conséquence thérapeutique la plus naturelle était de faire tomber en l'affaiblissant le stimulus qui avait atteint l'organe malade; *indè*, les antiphlogistiques, la diète la plus sévère; mais pour lui comme pour tout le monde le tube digestif aurait souffert de la privation d'un topique qui lui était nécessaire, et aurait tourné contre lui-même la faculté qu'il possède d'attaquer les substances avec lesquelles il est en contact; de là le précepte, fort rationnel du reste, de prodiguer les boissons mucilagineuses qui doivent émousser la sensibilité.

Donc, conséquemment, à ma manière d'envisager la fièvre typhoïde, je ne devais pas en parler longuement dans un travail spécialement consacré aux altérations du sang. Cependant, comme les typhus divers, parmi lesquels on range aujourd'hui la peste et la fièvre jaune, sous le nom de typhus d'Orient et de typhus d'Amérique, sont considérés par la plupart des auteurs comme dus à l'intoxication du sang par un virus délétère, ce que leur contagion tend d'ailleurs à prouver, ce serait commettre une véritable lacune de ne pas nous en occuper.

Les causes des typhus d'Europe, d'Orient ou d'Amérique, sont comme celles des fièvres intermittentes, et probablement même du choléra-morbus épidémique, sont, dis-je, des corps gazeux ou miasmatiques qui sont transportés par une infinité de moyens divers, et qui pénètrent dans l'économie par toutes les voies d'introduction qu'enseigne la physiologie, et surtout par l'absorption pulmonaire et cutanée. Or, le produit des absorptions se rend dans le sang comme dans un centre, et leur premier effet, comme dit M. Roche, est

Après maintes explications plus ou moins physiologiques sur la pathogénie de la fièvre typhoïde, voici venir

d'altérer ce liquide, soit par son mélange, soit par une action directe sur sa composition.

« Répandus dans l'atmosphère au moyen de la vapeur d'eau qui les tient en dissolution, les produits de cette décomposition des substances organiques et de cadavres mal ensevelis, infectent l'air que l'on respire; et, condensés surtout par la fraîcheur des nuits, ils inondent toutes les surfaces d'absorption, les imprègnent, les pénètrent, et par leur mélange avec le sang et leur contact délétère avec les organes principaux, font naître les accidens si graves de la peste. » (Dict. de Méd. Prat., tom. 12, pag. 605.)

Et en effet, comme l'a fait remarquer M. Roche dans deux articles séparés, du Dict. de Méd. prat. tomes 12 et 15, et dans son ouvrage plus ancien de Pathologie médico-chirurgicale, on trouve un mode étiologique commun à toutes les maladies qui ont un effet septique sur l'éconnomie, et, de plus, toutes les affections qui ont leur origine dans l'introduction de matières toxiques dans la circulation, présentent à l'observateur attentif la même série de phénomènes morbides. D'abord, absorption de miasme dans l'air ambiant, de pus vicié sur les surfaces en suppuration, et par suite, frisson irrégulier, malaise, horripilation, peau sèche, pouls petit et lent, etc. C'est le moment de l'absorption du corps délétère qui, sitôt qu'il est en contact avec les ramifications nerveuses, produit des syptômes plus prononcés : les crampes, les convulsions, le délire etc. Après un temps variable et relatif à la force du sujet et à la quantité de poison dont il est imprégné, s'ouvre une période de réaction, dans laquelle tout l'organisme semble se soulever contre le corps miasmatique étranger ; la fièvre s'allume, le centre circulatoire semble vouloir pousser à l'élimination, à la coction, comme on disait autrefois, mais l'agitation et les autres symptômes fébriles, sont encore relatifs à la quantité, à la nature et au mode d'introduction du poison. Enfin, une autre période se dessine bientôt, une détente générale a lieu dans l'organisme épuisé, la fibre semble se relâcher pour permettre la sortie de l'agent qui l'opprime, des selles fétides, des urines plus ou moins chargées, et surtout une transpiration abondante viennent terminer une scène qui serait suivie de guérison, si tout le principe morbifique pouvait être éliminé, et que le malade fût à l'abri de toute introduction nouvelle.

Ces symptômes divers, qui sont ceux qui caractérisent les *causus*

le docteur Cramer, de Cassel, qui, sans égard pour la gastro-entérite aiguë, pour la dothinenterie, pour l'iléo-

d'Hiprocrate (lequel n'était peut-être qu'une fièvre pernicieuse, dont des études spéciales, faites en Afrique sur cette maladie m'ont fait soupçonner l'indentité), les fièvres pestilentielles, le typhus d'Orient, la fièvre jaune etc., sont aussi communs aux empoisonnemens par les substances narcotico-âcres, par la morsure de la vipère, l'injection de matières putrides dans les veines, aux fièvres intermittentes des marais et même à l'introduction de matières putrides dans les voies gastriques. Ils ont été offerts, mais d'une manière rapidement funeste, par un infirmier d'un hôpital de Paris, qui, après un pari, but un verre d'eau de macération; l'intoxication fut prompte, les périodes se succédèrent avec rapidité, et des phénomènes gastriques joints aux autres emportèrent bientôt le malade.

Une aussi grande analogie entre ces affections diverses et les fièvres intermittentes, dont la gravité varie à l'infini, suivant les lieux où elles se développent, devait nécessairement amener à leur opposer un traitement qui, dans le dernier cas, a toujours été si héroïque, depuis que Tortus (qu'on appelle improprement Torti, génitif de son nom), en défendait les héroïques propriétés contre les dénégations de Ramazzini, je veux parler de l'emploi du sulfate de quinine. Cette médication était directement autorisée par une exacerbation quotidienne, qui avait lieu le soir dans l'épidémie de fièvre jaune, dont MM. Trousseau, Chervin et Louis ont tracé l'histoire. Cette opinion est aussi celle d'un médecin de l'Hôtel-Dieu, dont je traduis un article : « Quand nous réfléchissons, dit-il, à la propriété neutralisante de quinquina et à l'analogie qui existe entre la fièvre jaune et les fièvres intermittentes des marais; quand nous voyons des auteurs dignes de foi, déclarer qu'ils ont dû de nombreuses guérisons au sulfate de quinine, nous penchons à croire qu'il peut être utile dans cette maladie. »

L'opinion générale des praticiens tend donc aujourd'hui à différencier essentiellement les typhus proprement dit de l'affection typhoïde, qui n'a avec eux de commun que la partie nerveuse des symptômes, ces maladies diffèrent par les causes, la marche, les symptômes, la durée et les divers modes de terminaisons, et de plus par le traitement le plus applicable. Ajoutons à cela que je pense que la plupart des symptômes locaux, lorsque l'innervation se trouve profondément lésée, ne tiennent par primordialement à l'organe qui en est le siége, mais bien à un défaut de normalité dans l'influence vitale : ainsi

diclydite, pour l'entérite villeuse ou folliculeuse, pour l'état typhoïde, etc., etc., invente de son chef un tuber-

la langue noircit, se dessèche et se racornit, pourquoi? Un vice de nutrition est ici manifeste; cet organe, plus peut-être que tous les autres, perd par tous les moyens possibles, et ne se nourrit d'aucune manière; les sphincters ne se contractent plus et les boissons que l'on veut ingérer traversent le pharinx et l'œsophage comme un tube inerte et qui est dilaté par leur pression, sans réagir sur eux. Certes, s'il y a là une maladie locale, on ne peut s'empêcher de reconnaître aussi un retentissement funeste sur toute l'économie. D'où vient cette différence avec l'état normal? d'un défaut d'harmonie entre l'influence nerveuse qui ne régularise plus ce travail interstitiel des solides dont les fonctions sont interrompues ou perverties, dans la discordance entre l'agent excitateur, et le corps mal excité. L'innervation est active, les organes passifs; le contraire a lieu dans certains cas ou même dans la première période des maladies typhoïdes.

Je demande pardon pour des explications qui ne sont pas tout-à-fait du ressort du scalpel, et qui semblent dénoter en moi l'oubli de notre époque; mais je pourrais dire, pour excuse, que la névralgie et l'opium, l'hystérie et les diffusibles, le soufre et les affections herpétiques, les fièvres d'accès et le quinquina, dans leurs rapports réciproques, ne sont pas non plus susceptibles de rigoureuse démonstration.

Le sang veineux (dit M. Roche, dans l'Art. *Tiphus* du dict. en 15 vol. où il s'efforce de présenter encore cette affection comme inflammatoire), a été trouvé plus fluide que dans l'état naturel, et comme décomposé, ce qui ne doit pas étonner, puisque la cause du tiphus porte la première action sur ce liquide. Il nous paraît suffisamment démontré par ce qui précède que la nature des typhus consiste dans une infection du sang, laquelle fait naître promptement des congestions d'abord, puis des inflammations dans les principaux organes, etc. Le sang qui vitalise l'innervation, d'après les preuves que j'en ai déjà données, ne peut-il pas aussi devenir diffluent par un défaut d'influence nerveuse dans les autopsies des cadavres morts de divers typhus ou de la peste d'Egypte? on trouve toujours, d'après les rappors de Desgenettes, de M. Pariset, et le travail plus récent de Clot-Bey, des traces d'inflammation et souvent de gangrènes dans les principaux organes, des tumeurs charbonneuses dans le foie et les autres organes de l'ab-

cule typhoïde qui se forme dans les glandes intestinales (*Follicules de Brunner*) et en provoque l'ulcération ;

domen ou du thorax, des infiltrations sous-séreuses ou sous-muqueuses, des plaques pétéchiales dans le parenchyme ou à la surface des organes, etc. ; mais tous ces désordres ne sont retrouvés que sur les cadavres des sujets qui ont succombé lorsque la maladie avait eu plusieurs jours de durée; car lorsqu'il arrive que la mort a lieu dans les premiers jours de l'invasion, lorsque la cause délétère n'a lésé presque que le système nerveux, il est impossible au scalpel de trouver les causes de mort, et c'est si bien l'état de l'innervation qui fait la gravité de ces affections, que tous les auteurs qui ont eu l'occasion de les étudier, ont reconnu que. quelle que soit leur apparence de bénignité, les probabilités d'une issue funeste sont en raison directe, du trouble qui règne dans la marche des symptômes; il n'en est certes pas ainsi de la maladie, qu'une certaine ressemblance avec le typhus, et cela seulement dans une certaine période, où à un certain degré d'intensité, a fait appeler typhoïde. Ici l'affection a presque toujours une assez longue duré, (sauf dans certains cas qui paraissent plutôt des accès pernicieux), le malade, avec une malaise; général, accuse presque toujours une douleur locale dans l un des principaux organes dont les fonctions sont troublées, et hors les cas dans lesquels l'affection par cause morale a son siége primordial dans les centres nerveux eux-mêmes comme la nostalgie, les passions etc., le retentissement nerveux n'a lieu qu'à une époque plus avancée où la forme typhoïde se prononce ; c'est lorsque, par la pénétration de fluides anormaux ou septiques dans l'économie, une sorte d'intoxication consécutive vient léser l'innervation, et alors on retrouve, à la vérité, des foyers putrides et un sang dissous, mais on peut toujours remonter à l'inflammation, comme cause première; je dis donc que dans la peste et les typhus divers, qu'ils aient lieu à Constantinople, aux Antilles ou à Barcelone, la lésion primitive me paraît être, d'après l'opinion de tous les auteurs qui l'ont observée, une intoxication qui a atteint le système nerveux, et qui a ensuite déterminé les lésions organiques ; tandis que notre affection typhoïde, sans avoir toujours pour point de départ la lésion des follicules intestinaux, qui, il faut le dire, coïncident souvent avec elle, n'est qu'une lésion nerveuse consécutive à une affection organique inflammatoire ou spéciale, qui tient sous son influence les désordres nerveux consécutifs, jusqu'à ce qu'ils deviennent assez graves par eux-mêmes pour être le phénomène morbide principal.

mais cette disposition morbide est due à un état dyscrasique du sang, dû lui-même à un état morbide du système ganglionaire. Cette explication, par trop germanique, ne nous arrêtera pas long-temps. Nous constaterons seulement qu'elle s'éloigne sensiblement des idées théoriques, qui, au grand détriment, je crois, de la science et des malades, ont expliqué la nature et indiqué le traitement des fièvres dites typhoïdes dans ces derniers temps.

Willis comparait le sang des scorbutiques à du vin éventé, parce qu'il avait perdu ses esprits vitaux comme le vin perd son alcool. En admettant en fait les altérations du sang, nous n'aurons garde de relever aujourd'hui les autels de la chemiatrie du 17e siècle, et de faire du sang un liquide en fermentation; des remèdes, des réactifs; des organes, une cornue. Un autre vitaliste, Jacques Minot nia l'altération du sang dans les fièvres, mais lui substitua celle des esprits vitaux décomposés par des principes âcres, etc. Nous reléguerons ces théories avec les triangles de Platon.

Au nombre de ces altérations, qui sont accessi-

Si tout ce que je viens de dire du diagnostic différentiel des typhus et de l'affection dite typhoïde par les auteurs modernes, est vrai, les conséquences à tirer seront : 1° Que la dénomination de typhoïde ne convient nullement à l'affection que l'on désigne ordinairement sous ce nom là, parce que, différente sous tous les rapports de son point de comparaison τύφος εἶδος (forme de stupeur, de typhus), elle n'a de commun avec lui que les désordres d'innervation qui pourraient se rapporter à toutes les lésions organiques; 2° Que si les typhus divers trouvant leurs causes dans l'intoxication du sang par des matières septiques, peuvent être rangés parmi les altérations de ce liquide, rien ne prouve; et un esprit rigoureux ne doit conséquemment pas admettre que la fièvre ataxique de l'illustre Pinel doive être rangée parmi les altérations du sang.

bles aux sens et qui sont par conséquent reconnues de tous temps, on doit placer en première ligne l'état couenneux. Il a été considéré comme le résultat d'un état inflammatoire du liquide lui-même pour les humoristes; des organes, pour les solidistes; des vaisseaux qui le contiennent (artérite) pour les physiologistes. Il est vrai que le sang de la saignée devient ordinairement couenneux lorsqu'on a ouvert la veine pour combattre une phlegmasie violente; il est aussi vrai de dire que dans les affections qui sont caractérisées par un état général de faiblesse et de putridité, le sang présente des caractères opposés, et reste homogène et diffluent dans le vase qui le contient. Mais il ne s'ensuit pas de là que ce soit l'état inflammatoire qui préside à la formation de la couenne. Les femmes grosses présentent un état couenneux, même en l'absence de phlegmasies intercurrentes. Cullen a vu un épileptique dont le sang, diffluent pendant le paroxisme, était couvert d'une croûte fort épaisse si on le tirait avant ou après l'accès. M. Hewson (*Expériences sur les propriétés du sang*), prouve que l'état inflammatoire du sang augmente sa ténuité. Je pense que cet état inflammatoire n'est qu'une complication secondaire lorsque le sang est couenneux, et que le phénomène qui a un rapport direct avec la présence de la couenne, c'est une certaine disposition plastique de l'économie, toutes les fois que le sang charrie avec lui les matériaux de la couenne qui étaient destinés à un travail de formation. En effet, on a depuis long-temps remarqué que les inflammations des séreuses comportaient le sang couenneux, et dans ces maladies il y a constamment tendance à un travail organisateur qui aurait pour but l'adhérence des parois séreuses et l'oblitération de leur cavité. Ce qui corrobore cette opinion, c'est l'analogie que l'on trouve entre la composition de la couenne et la matière des fausses membranes au premier degré de leur formation. Dans les affections arthritiques, la même matière plastique qui se trouve sur le caillot se déposerait dans les cavités articulaires ou dans les tissus blancs qui les environnent et formerait le commencement de l'ankilose; la gestation n'est-elle pas aussi un travail plastique qui se passe au sein d'une membrane séreuse?

Il est une foule de maladies encore peu connues dans leur nature, mais qui sont évidemment dues à une altération du sang. Je mettrai surtout de ce nombre l'affection tuberculeuse à laquelle on a donné peut-être un peu trop d'extension dans ces derniers temps. Tous les organes ont été accusés de renfermer cette homicide matière, jusqu'aux vertèbres cariées (M. Nichet de Lyon). Quoi qu'il en soit de cette croyance que je pense être un peu exagérée, il n'en restera pas moins que la matière tuberculeuse, qu'elle doive sa formation à un vice acquis ou héréditaire, circule évidemment avec le fluide nourricier et est déposée par lui dans l'intimité des organes. Comment Broussais qui attribue sa formation dans l'organe pulmonaire à la bronchite (*Hist. des Phleg. Chron.*), expliquera-t-il la présence de cette même matière dans plusieurs autres organes qui ne présentent pas chez le phthisique la moindre trace d'inflammation? on peut encore rapporter à une altération du sang, sans crainte d'erreur, la chlorose. Cette maladie est connue dans sa nature, et son traitement toujours efficace confirme son explication théorique. C'est ici le cas de dire : *naturam morborum ostendit curatio*. Nous aurons occasion d'en parler plus tard.

Au nombre des affections du sang je citerai encore les fièvres éruptives, les dermatoses, les maladies produites par inoculation, la syphilis, les plaies de dissections, les scrophules qui ont en effet tant d'analogie, comme on l'a dit naguères, avec l'affection tuberculeuse, les typhus divers, les purpura, les intoxications septiques, les fièvres pétéchiales, les cyanoses, le sang laiteux cité par Christison, celles qui sont dues à la rétention de principes qui devraient être éliminés (ictère, fièvre urineuse, etc.). Le diabetès, l'albuminurie de Bright, enfin celles encore peu connues qui tiennent à un défaut d'innervation dans le sang lui-même.

Je ne m'étendrai pas encore sur chacune de ces affections dans lesquelles la majorité des médecins s'accorde à admettre une altération du sang. Relativement aux intoxications, les expériences de M. Orfila sur l'empoisonnement par l'acide arsenieux et le tartre stibié ont surabondamment prouvé que ces deux substances introduites dans l'appareil digestif, ou placées sur le tissu cellulaire sous-cutané, sont absorbées, mêlées au sang et portées dans tous les organes de l'économie animale.

Pour l'ictère, j'ai eu occasion d'observer une jeune femme qui, ayant reçu des coups violens à l'époque de ses règles, qui furent supprimées momentanément, fut prise d'un ictère très-prononcé qui dura sept à huit jours. L'écoulement menstruel ayant recommencé à cette époque, le sang qui fut évacué était extrêmement séreux et tachait le linge d'une couleur jaune. L'ictère se dissipa sous l'influence de cette évacuation. Ceci tend à confirmer les expériences de M. L'Héritier qui a trouvé la matière colorante de la bile dans le sang des ictériques.

On pourrait admettre que le sang peut être altéré de deux manières, par la quantité et par la qualité. Le premier mode encore peu connu, mais que l'on pourrait diviser en état pléthorique et en anémie, peut également pécher par une inégale distribution dans les organes du même individu, produisant une pléthore locale alors appelée congestion ; tandis que les autres parties peuvent être dans un état anémique, c'est ce qui a lieu dans les phlegmasies qui attaquent les sujets faibles, lymphatiques, mal nourris, les chlorotiques, les scorbutiques, etc. Le sang peut pécher encore par un défaut d'équilibre dans ses principes constituans, par la prédominence du sérum sur le cruor, par le manque relatif de fibrine, de matière ferrugineuse, colorante, etc., le scorbut, la chlorose, les hémorrhagies excessives, le cholera surtout, offrent des exemples de ces divers modes d'altération.

Les altérations par qualité sont bien mieux connues que les premières ; mais, après avoir exposé toutes celles dont le sang nous paraît susceptible, dans l'état actuel de la science, pourrons-nous exposer, par une sorte de synthèse, la modification particulière qu'il éprouve dans chaque affection, et déterminer, par induction de leur nature diverse, le traitement applicable à chacune d'elles? La science n'en est pas encore venue à ce point, et si les travaux des pathologistes modernes, déjà couronnés de quelques succès que nous ferons connaître, nous laissent espérer une solution prochaine, ne faut-il pas attendre, pour nous prononcer, que l'expérience clinique soit venue confirmer les théories, quelque rationnelles qu'elles nous paraissent ?

A ces changemens de qualité du sang ne pourrait-on pas ajouter la formation de gaz dans les artères par suite de décomposition de ce fluide, l'introduction et le mélange de l'air dans les veines dont il rend le sang rouge et écumeux jusques dans les cavités droites du cœur; enfin, une modification dans l'état électrique du sang, qui pourrait bien avoir son importance? (*Dict. de Med. prat., Art. Sang*). Mais il est temps d'aborder les ouvrages nouveaux dont les principes moins hypothétiques et plus sévères nous rendront mieux compte de l'état de la science, et de sa tendance à concilier les opinions les plus extrêmes.

Dans un travail lu à l'académie des sciences par MM. Andral et Gavarret (séance du 27 juillet 1840), on trouve quelques données fort intéressantes et qui promettent de faire avancer la question des altérations du sang, si longtemps objet de la controverse des écoles, et pivot, pour ainsi dire, autour duquel s'agitaient les systèmes médicaux. Je vais analyser ce travail dont tout le monde connaît le judicieux auteur : il est le résultat de l'examen du sang de 200 malades et de 360 saignées. Examiné d'après les procédés de MM. Prévost et Dumas, ils ont vu sur 1000 parties de sang la fibrine varier en proportion de 1 à 10, les globules de 185 à 21, les matériaux solides du serum de 104 à 57, et l'eau de 915 à 725.

Ces auteurs divisent les maladies en quatre classes, par rapport aux changemens qu'elles apportent dans la composition du sang.

La 1re classe se compose des affections dans lesquelles prédominent la fibrine, les phlegmasies, etc.

La 2e a pour caractère la diminution plutôt que l'augmentation de ce principe. Les fièvres, etc. hémorrhagies, congestions cérébrales, etc.

La 3e classe est formée par les maladies dans lesquelles le sang est appauvri de globules, la chlorose, etc.

La 4e classe est formée des maladies dans lesquelles le sérum a perdu son albumine, sans doute transportée ailleurs (Mal. de Bright, etc.)

Dans les affections qui se composent de plusieurs élémens morbides dont chacun entraîne dans le sang une modification différente, on retrouve encore dans ce fluide la trace matérielle de ces complications. La chlorose compliquée de pneumonie fournira un sang pauvre en globules mais riche en fibrine. Les pertes de sang et la diète modifient aussi la composition du sang, concurremment avec les affections, en diminuant la proportion des globules dont le nombre diminue dans tous les cas sous l'influence des pertes sanguines: malgré que la diminution ne soit pas dans des proportions constantes, il y a sous ce rapport, disent les auteurs, de très-grandes différences individuelles et une grande inégalité de résistance, à tel point que chez un malade, d'une saignée à l'autre, les globules perdront à peine 2 ou 3, et que chez l'autre ils perdront 30 ou 40.

Dans les affections phlegmatiques l'augmentation de la

fibrine n'est point modifiée par les évacuations sanguines; il semble que sa formation soit inhérente à l'état inflammatoire, elle augmente en même temps que les globules diminuent. Cette loi n'est pas cependant si tenace qu'elle ne trouve enfin un terme. Après plusieurs évacuations sanguines, alors que ce fluide se trouve appauvri de tous ses principes, la fibrine participe aussi de la diminution proportionnelle, ce qui n'a lieu cependant que lorsque les pertes sanguines ont été très-considérables.

La proportion de fibrine dans l'état normal étant de 3/1000mes, a été trouvée dans les phlegmasies qui la font augmenter le plus, la pneumonie et le rhumatisme, avoir 4 pour minimum, et 10/1000mes pour maximum d'élévation.

Le sang a été examiné dans le rhumatisme articulaire, la pneumonie, la bronchite capillaire, la pleurésie, la péritonite, l'amygdalite, l'érysipèle, la cystite, la ganglionite lymphatique, et une éruption furonculaire. Ces maladies étaient accompagnées de fièvre, et toujours on a trouvé une augmentation de fibrine variable. Cependant, pour que cet effet fût constant, il était nécessaire que la maladie fût aiguë et fébrile, car la fibrine cesse d'être en excès dans le sang, si la maladie est exempte de fièvre, ou débute par l'état chronique; il y a plus, c'est que la proportion de fibrine est en rapport avec l'acuité des symptômes et l'intensité de la fièvre. Aucune phlegmasie, disent les auteurs, ne produit plus de fibrine que la pneumonie; après elle vient le rhumatisme articulaire aigu.

La fibrine diminue avec la phlegmasie et augmente de

nouveau si celle-ci reprend une marche ascendante ; enfin, si une phlegmasie fait invasion pendant le cours d'une autre maladie, elle marque son apparition par une augmentation de la fibrine du sang. Les globules, au contraire, suivent une marche décroissante à mesure que se prolonge la maladie. Cela se conçoit d'autant mieux que celle-ci est ordinairement traitée par les évacuations sanguines et par un régime sévère. La quantité des globules ne paraît avoir aucun effet sur la marche des phlegmasies pendant lesquelles les matériaux solides du sérum gardent toujours leurs proportions.

La phthisie pulmonaire semble, relativement à la proportion de fibrine, marcher de pair avec les phlegmasies ; en effet, cette partie offre un chiffre d'autant plus élevé que la marche des tubercules se trouve plus avancée, jusqu'à ce qu'enfin le marasme général l'entraîne dans la loi du décroissement qui régit toute l'économie ; mais toujours est-il qu'elle augmente avec l'excitation fébrile. (*Gaz. Méd.* du 1er août 1840.)

Dans les pyrexies, hémorrhagies, etc., la fibrine supporte une diminution ou reste à l'état normal, mais les globules sont en plus forte proportion (jusqu'après les pertes sanguines) ; la fièvre typhoïde étant considérée par quelques auteurs comme un groupe de symptômes qui suivent la phlegmasie des follicules intestinaux, on serait tenté de croire, si l'on s'en rapportait entièrement à leur opinion, que la proportion de fibrine doit être augmentée dans cette affection comme dans toutes celles qui ont une nature identique ; le travail de MM. Andral et Gavarret a pour résultat de prouver que dans aucune époque de sa durée l'affection typhoïde ne donne au sang l'altération caractéristique des phlegmasies, la fibrine n'est jamais augmentée, même elle est quelquefois diminuée. En outre, disent les auteurs, tandis que dans les phlegmasies la fibrine augmente en raison directe de l'intensité de la maladie, dans la lésion typhoïde, au contraire, la fibrine diminue en raison directe de la gravité de cette fièvre, qui est, de toutes les maladies, celle où le chiffre de fibrine est descendu le plus bas, tandis que l'on voit les globules se maintenir long-temps dans une forte proportion, malgré le régime et les évacuations sanguines. Il faut bien remarquer cependant que la fièvre typhoïde, dans son invasion et dans sa marche, n'est influencée en rien par l'état chimique du sang, ce qui en fait un état morbide spécial à élémens complexes encore inconnus.

D'après la même loi signalée plus haut, il y aura lieu de s'étonner que les fièvres éruptives dont quelques-unes (la variole par exemple) se compliquent de symptômes phlegmatiques, ne s'accompagnent pas de cet accroissement de fibrine.

Le sang examiné dans les fièvres intermittentes n'a offert que des résultats négatifs : cette remarque, qui contrarie la manière de voir de plusieurs auteurs modernes, M. Roche, Maillot, Bouillaud, etc., pouvait, ce me semble, être bien prévue.

MM. Andral et Gavarret ont fait une troisième classe de maladies dans lesquelles le nombre des globules sanguins était diminué et y ont placé quelques hydropisies; l'état cachectique qui suit quelquefois les fièvres intermittentes, celui des ouvriers soumis aux émanations du plomb, et surtout la chlorose. Cette maladie est toujours caractérisée par une diminution plus ou moins notable de la proportion de globules dans le sang, qui n'est autant appauvri dans aucune autre maladie, sauf les hémorrhagies excessives. Dans tous ces cas, on voit la proportion des globules augmenter, à mesure que le malade fait usage de préparations ferrugineuses.

La 4e classe est formée, comme nous l'avons dit, des mal[illegible]s dans lesquelles le sérum a perdu son albumine. Dans ce cas, le sang conservant tous ses autres principes normaux n'éprouve que ce changement, qui est corrigé par un état particulier des reins, qui ont acquis la puissance de séparer l'albumine, (Bright, rayer); les altérations que pourrait subir le sang se bornerait donc, d'après ces auteurs, à un petit nombre de variations dans ses divers principes, qui se produiraient dans des cas déterminés et suivant des lois constantes.

Je parlerai ici des intoxications du sang qui sont occasionnées par la présence d'un corps hétérogène, le venin de la vipère, le suc des champignons, le virus rabique, l'upas antiar ou tieuté, l'acide cyanhydrique etc.; mais j'aurai occasion de revenir sur ce sujet, en parlant des mémoires de MM. Piorry et L'Héritier, qui ont le plus avancé la question. M. Piorry, admet la pléthore (polyhémie), moins comme un symptôme que comme une maladie. S'il arrive, dit-il, dans la polyhyperhémie, que le sang sorte de l'appareil circulatoire, par des évacuations provoquées, il est en général riche et épais. La proportion du caillot, relativement au sérum est considérable (1) : la coagulation est assez rapide. Ce n'est pas dans la polyhyperhémie que, d'ordinaire, il contient la couenne inflammatoire (Traité des altér. du sang, par MM. Piorry et L'Héritier, pléthore, page 2). Cette affection est caractérisée par la force et la fréquence des mouvemens du cœur, et par la gêne de la circulation et l'augmentation du volume du cœur. Le pouls est large et plein, les capillaires de la peau et des membranes muqueuses sont très-colorés; enfin, suivant les prédispositions organiques, il survient des congestions vers quelques organes; ainsi, vers la membrane pituitaire, d'où s'ensuivent des épistaxis dans le jeune âge, les amigdalites dans l'âge adulte, le flux hémorrhoïdal dans l'âge viril. Le tempérament sanguin dans lequel on fait beaucoup de sang, même avec peu d'alimens, dispose à la pléthore ; les effets de l'hyperhémie sont très variés, la dilatation du cœur et des vaisseaux, même des veines; l'avortement; les congestions dans tous les organes, le cerveau, la matrice, les poumons, le foie etc. La pratique journalière prouve aussi que certaines collections séreuses peuvent être rapportées à la pléthore par une étiologie fort naturelle, et dont il est facile de se faire une idée.

Dans la grande majorité des cas, la polyhémie doit être considérée comme essentielle, c'est-à-dire tenir à une cause générale, comme une nutrition exagérée, le défaut de perte par l'exercice, etc. *Homo comedens, nisi*

(1) J'ai fait sentir ailleurs le peu de valeur qu'avait ce caractère, dans certains cas, du moins.

laboribus exerceatur, sanus esse non potest, dit Hippocrate. Mais elle peut aussi tenir à quelque causes locales, comme la suppression d'une hémorrhagie habituelle, une disposition spéciale des organes digestifs qui augmentent leur activité : on peut donc conclure que la polyhémie peut aussi être symptomatique.

L'anémie est l'état du sang opposé à la pléthore; elle est caractérisée par la vacuité des vaisseaux qui ne renferment pas une assez grande quantité de sang, indiquée par la faiblesse du pouls, le défaut de coloration de la peau, etc. Cet état peut, dans beaucoup de cas, être considéré comme essentiel, c'est-à-dire, comme dû à une modification spéciale de l'organisme en particulier, et non à l'état morbide d'un ou plusieurs organes; il est aussi rationnel de l'admettre comme symptomatique, comme, par exemple, lorsque une hémorrhagie abondante a lieu pendant longtemps à la surface d'un ulcère intérieur, ou placé sur l'enveloppe tégumentaire, dans les pertes rouges puerpérales etc. ; dans le cancer de la valvule pylorique, lorsque, dans la dernière période de cette maladie, le bol chymifié ne peut aller subir le travail duodénal, et fournir ensuite à l'absorption nutritive ; les matériaux solides surtout manquent dans tous ces cas; et comme les corps liquides peuvent être ingérés bien plus facilement, l'absorption s'en empare, et le sang se trouve liquide, peu coloré, formant un caillot, qui, au rapport des auteurs, a été dans quelque cas d'une exiguité extrême. Le contraire de cet état s'est présenté quelquefois : l'exemple le plus remarquable est ce qui avait lieu dans le choléra-morbus, dans lequel le malade, en proie à des évacuations alvines extrêmement abondantes, n'avait plus dans les vaisseaux qu'une bouillie épaisse qui ne voulait pas couler et que nous avons extraite à grande, peine, par de fortes frictions, sous la forme de cylindres analogues pour la consistance à la gelée de groseille.

La disposition morbide dans laquelle la sérosité prédomine ou dans laquelle le sang en parfait équilibre dans ses principes constituans, pèche cependant par le défaut de quantité, est la plus commune. Cette affection présente à l'auscultation des phénomènes pathognomoniques : on entend un claquement dans la région du cœur qui se propage au loin. M. Bouillaud (Cl. in. med. chlorose), a signalé un bruit de diable (1) (Instrument de jeu), et la plupart des auteurs un bruit de soufflet dans les carotides et même dans l'artère crurale. Il y a des palpitations de cœur provoquées par le moindre mouvement, plus fortes dans l'anémie récente que dans celle qui existe déjà depuis long-temps ; enfin les pulsations sont quelquefois intermittentes. Le pouls est dépressible, les capillaires de la peau sont décolorés, surtout ceux de l'origine des membranes muqueuses, la peau est d'une couleur jaune verdâtre, le malade éprouve de la faiblesse, des étourdissemens, des syncopes, de la difficulté à digérer, les liquides sécrétés sont limpides et peu animalisés, l'intelligence s'affaiblit, ses fonctions s'exaltent quelquefois.

Le pronostic de l'anémie varie selon la cause a laquelle on doit la rapporter. Si cette cause est transitoire et que

(1). Cet auteur attribue ce bruit, dans son Traité sur les maladies du cœur, à l'amincissement des parois des cavités de cet organe et des tuniques artérielles.

l'état des organes puisse remplacer dans la circulation les parties nutritives qui avaient été temporairement perdues, cette maladie n'a aucune gravité; si le principe qui manque dans l'hématose peut être artificiellement remplacé, comme dans la chlorose, le traitement ne présente pas grande difficulté, et la guérison ne se fera pas long-temps attendre. Mais il en sera tout autrement, si l'étiologie du vice sanguin remonte à une lésion organique; ce vice n'est plus alors qu'un symptôme subordonné dans toutes ses phases à l'affection première qui l'a causé.

Même dans le premier cas, lorsque la cause avait duré long-temps avant de disparaître, le jeu de tous les organes, et en particulier de ceux de la digestion, s'est affaibli et il faut un certain temps et des soins appropriés pour le remettre dans l'état normal.

L'affection que les auteurs ont désignée sous le nom impropre d'asphyxie est due aujourd'hui, d'après la découverte de Bichat, à une altération du sang, qui consiste dans un défaut d'oxigénation. C'est là le sens précis qu'il faut donner à ce mot, car il ne faut pas comprendre dans sa signification les intoxications gazeuses qui sont d'une tout autre nature, et qui ont été désignées improprement par plusieurs auteurs, sous le nom d'asphyxie par des gaz délétères (hydrogène sulfuré, acide carbonique, etc).

Que l'asphyxie ait lieu par suspension, par strangulation, par submersion, ou par ingestion de gaz non respirable, par des tumeurs, de quelle nature quelles soient, qui empêchent l'entrée de l'air dans les vésicules bronchiques, ou par la paralysie des muscles inspirateurs, l'effet est toujours le même, le défaut d'oxigénation du sang, et la rétention des parties qu'il devait éliminer par une combinaison nouvelle (acide carbonique); le carbone retenu dans le sang, lui donne une couleur noire, d'où résulte la couleur bleue de la peau (Cyanose). Cette couleur est d'autant plus prononcée que l'asphyxie a été plus complète, car lorsqu'elle ne fut produite que par un amas d'écume dans les bronches ou par l'oblitération d'une seule division bronchique, une partie de sang du poumon est soumise à l'hématose, et prend la coloration artérielle.

Le défaut d'impulsion circulatoire fait stagner le sang dans les vaisseaux, le défaut d'endosmose le fait séjourner dans les tissus ; aussi les différentes espèces d'asphyxie sont-elles accompagnées d'ecchymoses, de taches pétéchiales, de vergetures sur la peau, dans le tissu souscutanté, sous-muqueux, etc.

Le sang, après la mort est noir, diffluent, et manque évidemment de son principe vivifiant, l'oxigène, tandis qu'il contient du carbone en excès. L'analyse chimique est venue en cela confirmer la théorie.

Le pronostic que le praticien peut tirer dans cette affection est subordonné aux causes qui y ont donné lieu, à leur intensité, à leur durée, et aux complications qu'elle peut avoir déterminées, ou dont elle n'était elle-même qu'une suite : ainsi, lorsque la membrane croupale disposée en diaphragme a été expulsée, l'asphyxie cesse, il est vrai, mais il reste toujours une phlegmasie spéciale qui peut entraîner des conséquences funestes.

Peut-on admettre aujourd'hui une inflammation du sang, proprement dit, abstraction faite des vaisseaux qui le contiennent? Les auteurs galéniques, sans parler explicitement, Bordeu excepté, de ses affections inflammatoires, les avaient du moins laissé soupçonner à travers les expressions vagues et élastiques de leur pathologie; leur sang irrité, échauffé, était autre chose qu'une métaphore, et les auteurs solidistes de l'école moderne ne le nient pas bien explicitement. Cependant, les changemens que les travaux des observateurs et des chimistes font trouver aujourd'hui dans ses principes constituans, l'aspect différent qu'il présente dans diverses circonstances, son état couenneux, et même les foyers purulents qui ont été trouvés dans le centre du caillot, mais qui ont été attribués à l'infiltration du pus, comme je l'ai dit plus haut, tout cela ne nous paraît pas encore suffisant pour admettre l'inflammation du sang comme maladie indépendante, hémite, comme on veut l'appeler. Ce n'est pas que nous considérions l'état couenneux du sang comme toujours et nécessairement dû à une inflammation d'un organe, considérée comme cause; au contraire, partageant pleinement en cela l'opinion du professeur Andral qui croit, avec les anciens, que cet état est antérieur aux inflammations locales, nous croyons qu'il est l'expression d'une modification particulière de l'organisme qui traduit l'imminence d'un travail de formation : nous avons déjà mis en avant quelques preuves à l'appui de cette opinion, et nous citerons encore celles que nous fournit l'auteur de la théorie de l'hémite, M. Piorry, qui, reconnaissant avec M. Andral et autres, que la couenne du sang, sous le rapport de ses propriétés physiques et chimiques, présente une analogie bien remarquable avec les pseudo-membranes des cavités séreuses,

ce que nous avons déjà avancé plus haut, cite une expérience qu'il a faite avec M. Scèlle Montdezert, dans laquelle, après avoir déposé du sérum sur une membrane séreuse, la partie solide s'est précipitée et a formé une couche couenneuse à la surface de la membrane, et a contracté avec elle une certaine adhérence.

Une remarque fort intéressante faite par cet auteur, c'est que la quantité de couenne qui se forme sur le caillot n'est pas toujours en rapport avec la masse du caillot lui-même; il dit l'avoir remarquée dans un état inflammatoire compliqué d'anémie générale (polyanhémie).

La couenne du sang peut présenter des différences dans ses qualités physiques, sa forme, sa consistance, sa couleur; elle est quelquefois concave, lorsque ses bords se sont relevés, elle est quelquefois d'une couleur rosée, on y a observé des corpuscules grisâtres, arrondis qui coïncidaient, dit-on, avec la présence du pus dans les organes de la respiration.

Quoi qu'il en soit de toutes les hypothèses qui aient été émises sur l'étiologie d'abord, et puis sur les effets de la couenne dite inflammatoire, un des phénomènes les plus remarquables auxquels elle donne lieu, c'est celui de ces concrétions fibrineuses, que les anciens auteurs appelaient polypes, et qui se forment dans les cavités du cœur ou dans la lumière des gros vaisseaux, et qui affectent diverses formes. Ce serait une grande question à discuter, de savoir si elles se forment pendant la vie, selon l'opinion de M. Bouillaud, Laennec et autres, ou si, comme on l'a prétendu avec autant de raison, peut-être, ces corps fibrineux ne s'agglomeraient qu'après la mort, ou du moins lorsque l'agonie a ralenti la vitesse de la circulation. Quoi qu'il en soit, on a remarqué que ces concrétions se formaient principalement lorsque le sang avait été couenneux pendant la vie.

Il est impossible aujourd'hui de décider si l'état du sang inflammatoire est dû à une cause vitale ou à une combinaison chimique ; telle est l'opinion des auteurs qui ont jusqu'à ce jour le plus approfondi la question. Ne pourrait-il pas y avoir un peu de l'une et de l'autre? Il paraît positif que la partie couenneuse du sang ne se forme pas après que ce liquide a été extrait des vaisseaux, mais qu'elle circule avec lui et se dépose dans toutes les cavités où la partie séreuse est admise, les membranes muqueuses ou séreuses, les synoviales, les surfaces des vésicatoires, etc.

Faut-il ranger les affections de nature et de symptômes divers, qu'on a improprement désignées par le nom commun de rhumatismes, parmi les affections du sang? Sans doute un des caractères principaux et constans de cette affection est de présenter un changement dans les propriétés de ce liquide ; la formation de la couche plastique n'y manque jamais ; c'est pour cela que M. Pyorry a cru devoir désigner un genre de maladie rhumatismale, celle qui attaque les articulations sous le nom d'hémoarthrite. Pour que la théorie dont ce mot est l'indice fût vraie, il faudrait admettre que l'affection articulaire est constamment sous la dépendance d'un état inflammatoire du sang, ce qui, d'après nous, est loin d'être réel, comme d'ailleurs nous en trouvons l'aveu formel dans le Mémoire de cet auteur (page 5) : il admet, et nous pensons que c'est le cas le plus commun, que l'inflammation des tissus articulaires, ligamenteux où synoviaux, a précédé la disposition plastique du sang, dont elle est alors une cause. Le mode d'évolution des arthrites et surtout les causes souvent traumatiques qui y donnent lieu, suffiraient pour l'indiquer. J'invoquerai pour cela le témoignage de l'auteur lui-même, dont les observations nombreuses indiquent presque toujours une cause extérieure ou locale. Sans doute, dans tous les cas, nous ne pourrons nier que l'état couenneux qui, comme nous l'avons déjà dit, existe dans le sang en circulation, ne vienne ensuite compliquer l'état inflammatoire local et former ainsi un cercle vicieux qui réclame l'emploi fort énergique de moyens locaux et généraux simultanément employés; nous serons entièrement d'accord avec lui sur ce point, ainsi que sur les moyens de traitement sur lesquels d'ailleurs tous les auteurs récens sont à peu près d'accord. Dans tout état (*dit M. Boisseau, Nosogr., organ., tom.* 5, *p.* 175), la pléthore, l'état de vitalité exagérée dans le sang rend toute inflammation plus intense et plus durable, les phénomènes sympathiques plus nombreux, les complications plus étendues et les suites plus redoutables.

Une des altérations les plus importantes que l'on ait pu constater dans le sang, c'est, ce nous semble, la présence du pus qui circule avec lui, ou du moins, l'imminence morbide qui préparerait sa formation. Malgré les travaux d'Everard Home, et ceux plus récens de MM. Andral, Gendrin, Donné et autres, pour caractériser ce liquide de manière à ce qu'il ne puisse être confondu avec quelques autres produits qui lui ressemblent, on n'est guère parvenu jusqu'ici qu'à une singulière conclusion, c'est qu'il a la plus grande analogie de composition avec la sérosité, et qu'il doit en différer fort peu par sa nature. Ainsi s'expliquerait la rapidité avec laquelle se forment les collections purulentes chez les sujets qui ont subi de grandes opérations, soit que le pus soit absorbé par les veines divisées ou par les vaisseaux absorbans du moignon, soit que le sang n'y puise que le principe d'altération de son sérum.

La maladie diffère dans ce cas, selon que le pus absorbé se trouve n'avoir aucune qualité délétère, ou qu'il a subi un certain degré de décomposition par son contact avec l'air atmosphérique, ce qui développe une série de phénomènes spéciaux qui ont été dans tous les temps rapportés à la putridité. Lorsqu'il y a résorption de pus chez des malades qui ont une grande surface suppurante, il survient une fièvre subcontinue avec des paroxismes que nous avons dit plus haut avoir été pris pour une fièvre intermittente et inutilement traitée par les préparations de quina ; il existe des sueurs qui deviennent colliquatives et le malade meurt dans le marasme. C'est la fièvre hectique de résorption des auteurs.

Le sang qui charrie du pus paraît normal au sortir de la veine ; M. Blandin l'a trouvé plus noir et plus fluide. Lorsque le caillot s'est formé, il tombe au fond du vase et conserve toutes ses qualités normales ; le sérum, au contraire, dépose une couche plastique qui présente les propriétés de la couenne, mais modifiée de plusieurs manières ; elle est plus ou moins colorée, plus ou moins consistante; un des caractères spéciaux dont les observations de M. Piorry font mention, c'est l'existence de granulations grisâtres situées dans la couche inférieure de la couenne, de nuances et de volumes variables, et d'autant plus nombreuses qu'elles sont plus petites. Ces granulations examinées, après quatre jours, par M. Donné, lui ont semblé des petits caillots dont il ne précise pas la nature. Si l'on incise, dit-il, sur une de ces granulations, soit sur la face inférieure, soit sur la supérieure, on voit qu'elles sont formées par de très-petits caillots qui sont comme emprisonnés dans la couenne. En effet, après leur sortie, la couenne présente, à la place de chacune des granulations, une cavité, une vacuole d'une capacité proportionnée à la grosseur du petit caillot qui varie depuis la grosseur d'une tête d'épingle jusqu'à celle d'un pois.

L'urine des individus chez lesquels existent de vastes foyers de suppuration, présente un dépôt d'un liquide analogue à du pus, un énéorème occupant le fond du vase, mais se mêlant facilement avec son véhicule par la moindre agitation. Il était formé, dans quelques observations de M. Piorry, par des granulations grisâtres analogues à celles qu'il avait trouvées dans la couenne; le sang des sujets qui ont succombé, ne présentait pas de trace des corpuscules grisâtres qu'il avait présentée pendant la vie. « Ajoutez à ces faits, que chez des individus atteints de grandes lésions organiques tuberculeuses et cancéreuses, à l'état de ramollissement, on voit survenir lentement et successivement dans plusieurs organes des productions tuberculeuses et carcinomateuses etc. (*loco citato*). »

Sans parler des cas possibles, suivant certains auteurs, où l'inflammation du sang lui-même ou de la membrane interne des vaisseaux qui le contiennent, pourrait donner naissance au pus qui se formerait dans leur cavité, ce fluide peut entrer dans la circulation par l'ouverture béante des vaisseaux ouverts sur une surface en suppuration, soit dans les vastes plaies que laissent les amputations ou les autres opérations, soit sur la surface interne de la matrice dans la phlébite utérine, la surface vivante des gangrènes sèches ou séniles, la variole etc. Les symptômes de la pénétration du pus dans la masse du sang se rapprochent en général de ceux qu'on a appelés putrides ou adynamiques. MM. Ribes, Bouillaud et Breschet, avaient noté dans la phlébite des symptômes tiphoïdes; ils y a des frissons violents, des douleurs locales qui font croire à une phlegmasie.

L'ictère doit être classé aujourd'hui parmi les altérations du sang, du moins comme symptôme. En effet, toutes les fois que l'on a pu remarquer chez un individu une couleur jaune plus ou moins marquée sur la peau et sur la sclérotique, même sur les membranes muqueuses et les humeurs de l'œil, ces phénomènes étaient dus à la présence dans le sérum du sang d'une matière colorante qui se trouve ordinairement dans la bile. Cet état, coïncidant presque toujours avec la souffrance des fonctions digestives, et surtout avec la décoloration des matières fécales, il est évident qu'il est dû au transport dans la circulation d'une matière qui n'était pas faite pour elle, ce qui constitue une véritable altération. Malgré que M. Lassaigne n'ait pas cru à sa présence, les travaux de

M. Orfila, qui l'a rencontrée dans l'urine où elle ne pouvait venir que du sang; M. Chevreul, qui l'a trouvée dans le sang; puis l'opinion d'Arétée, de Bonnet, de Morgagni, de Borden, de Stol et de tous les anatomo-pathologistes modernes, Légallois, MM. Cruveilher et Andral, etc., viennent à l'appui de cette croyance.

L'ictère peut être considéré comme dû à l'absorption de la bile dans l'organe sécréteur ou dans les canaux hépatiques, cystique et cholédoque, plutôt que comme la rétention dans le sang des principes qui devaient la former. Cependant, comme des lésions organiques ne sont pas venues rendre compte dans tous les cas d'ictère de l'arrêt de la bile, comme on le voit dans les observations de Stol, de M. Andral, la question n'est pas définitivement résolue. Il suffit pour nous que la matière colorante de la bile puisse se trouver dans le sang, pour ranger l'ictère parmi ses altérations : dans aucun cas, cependant, cette affection ne nous paraît devoir être considérée comme essentielle : elle nous semble tenir à l'arrêt de la circulation biliaire par des obstacles mécaniques, (calculs) organiques (épaississement inflammatoire des tuniques, des conduits hépatiques, cystiques ou cholédoques; ou du duodenum, squirres, tumeurs voisines etc.), ou même spasmodiques ; ce qui peut avoir lieu, par exemple, lorsque l'ictère succède instantanément à une forte impression morale.

La variole et les autres affections que les auteurs ont appelées fièvres éruptives, doivent encore être rangées parmi les altérations du sang. En effet, la variole est due à un principe particulier qui porte avec lui tous les caractères d'un virus. La reproduction, par l'inoculation, d'une maladie semblable à celle qui lui a donné naissance, la forme constante qu'elle affecte, prouve, sans conteste, qu'elle est due à un principe particulier transporté par le sang. Nous en dirons autant des fièvres morbilleuses, la rougeole et la scarlatine, qui ont avec elle plusieurs points de contact. Importées à peu près en même temps en Europe, vers le milieu du 7e siècle, ces affections furent également menaçantes à l'époque de leur première invasion ; elle venait, dit-on, de l'Afrique.

Une des raisons principales qui tendent à faire admettre ces maladies parmi les altérations du sang, c'est leur propriété éminemment contagieuse. Cette assertion, aujourd'hui hors de doute, n'a pas besoin d'être étayée par des preuves. On pourra demander pourquoi ces affections étant dues à une cause générale, et universellement répandue, ont toujours leur siége sur la peau, ce qui a conduit quelques auteurs à les classer parmi les maladies cutanées. On peut d'abord nier en fait cette assertion. Il n'est pas aujourd'hui d'observateur attentif qui n'ait eu occasion de voir quelquefois, pendant l'éruption varioleuse, des pustules en tout semblables à celle de la peau, développées à la surface des membranes muqueuses de la bouche, des intestins grêles, du rectum, du vagin, etc. Une foule d'auteurs, depuis Morgagni jusqu'à nos jours, font mention de cas semblables : nous mêmes, nous avons souvenir qu'à la suite d'une médication intempestive (une saignée), pratiquée dans un hôpital de Paris, sur un sujet atteint d'une fièvre violente avec apparition de plaques rouges confluentes à la peau, ce qui n'était, peut-être, que le premier développement de l'éruption varioleuse, il y eut rétrocession brusque de la rougeur, retour instantané de la couleur normale de la peau, mais en même temps apparition de vives douleurs abdominales, développement de symptômes ataxiques et cérébraux, et mort sans agonie. A l'autopsie, tous les organes parurent sains; mais tout le gros intestin, depuis la valvule illéo-cœcale jusqu'à l'origine du rectum, présentait les traces d'une terrible inflammation qui avait son siége dans la membrane muqueuse, qui avait au moins douze millimètres d'épaisseur. On ne pouvait pas distinguer de pustules séparées, ni confluentes, c'était une violente inflammation d'une nature particulière et dont la cause, d'abord répandue sur toute la surface tégumentaire, s'était instantanément concentrée sur ce point, et y avait occasioné des désordres rapidement mortels. Il s'écoula 22 heures entre la saignée et la mort. Il est impossible de voir dans ce fait les suites ordinaires d'une simple métastase inflammatoire. Tout cela se passait au moment où les idées physiologiques étaient à l'apogée de leur empire, et cependant, nous ne pûmes nous empêcher de dire à un homme célèbre qui ne put être de notre avis : Il y a là quelque chose au delà de l'inflammation! D'après cela, on voit que ces affections attaquent des systèmes autres que la peau; il pourrait d'ailleurs être admis en principe que ces affections sont dues à des virus spéciaux qui ont plus d'action sur ces tissus que sur les autres, ce qui serait d'ailleurs la rigoureuse expression des faits. Si l'on demande maintenant quel est ce virus, en quoi il consiste, son mode de propagation etc., nous répondrons que tout cela est encore inconnu, mais qu'il est des êtres de raison qu'il faut bien admettre lorsque les faits prouvent leur existence.

Considérant l'état typhoïde comme le résultat du défaut d'aération, dans la plupart des cas, un auteur moderne n'hésite pas à placer cette maladie, objet de tant de controverses, parmi les altérations du sang. C'était aussi la manière de voir des auteurs anciens qui lui avaient donné, pour cela, le nom de fièvre putride, nom qui était justifié par l'état des sécrétions et des déjections, qui sont toujours d'une grande fétidité. La fièvre typhoïde se manifestant le plus ordinairement chez les individus qui sont entassés dans des locaux étroits, mal aérés et éclairés, dans les hôpitaux, dans les prisons, dans les camps ou dans les vaisseaux de guerre, et chez les sujets soumis à l'influence d'émanations putrides, les débardeurs, ceux qui s'adonnent aux dissections anatomiques, etc.: il était assez naturel de penser qu'il pénétrait, par l'absorption pulmonaire, surtout dans ce dernier cas, des élémens putrides qui étaient portés dans la circulation, et dans le premier, que la minime quantité d'air ne fesait pas subir au sang une élaboration suffisante, et laissait dans les vésicules bronchiques des particules délétères. Cette maladie s'accompagne souvent de pétéchies ou d'ecchymoses qui indiquent, selon les uns, l'état de dissolution du sang; suivant les autres, le peu de tonicité des solides. Quoi qu'il en soit, les symptômes propres à cette affection typhoïde se manifestent toutes les fois que les voies absorbantes font pénétrer dans le sang des principes particuliers provenant de matières en putréfaction ou de causes encore inconnues, comme le typhus d'Orient, la dyssenterie épidémique, la fièvre jaune, la péritonite puerpérale, le cholera peut-être, etc.

Enfin, pour clore l'énumération des altérations dont le sang est susceptible, il nous reste à parler de celles qui sont occasionées par la présence dans le torrent circulatoire de molécules qui ont sur le fluide sanguin des propriétés toxiques, c'est-à-dire, de la présence desquelles il résulte la série de symptômes que l'on a désignés sous le nom d'empoisonnement. Les effets de ces substances pourraient être envisagés de plusieurs manières, selon qu'ils se produisent sur les tissus avec lesquels ils sont en contact, comme le verre grossièrement pilé, les acides concentrés, les sels de cuivre, etc. ; qui se combinent avec les tissus, comme la potasse, par exemple, et produisent en perforant les viscères des accidens promptement mortels; ceux-là n'entrent point dans la question que nous nous sommes proposé de résoudre. Nous n'avons à nous occuper que des poisons, qui, bien que pouvant produire quelquefois des effets locaux, pendant qu'ils sont en contact avec les tissus, n'en sont pas moins absorbés en grande partie par les vaisseaux qui se trouvent en contact avec eux, et portés de là dans la circulation dans laquelle, ou au moyen de laquelle ils vont exercer au loin dans l'économie leur action délétère; nous parlerons seulement pour mémoire des poisons que l'on a cru agir sur le système nerveux, et qui ne laissent en effet aucune lésion cadavérique qui rende compte de leur présence. Tels sont les *upas antiar* ou tieuté, l'acide prussique, les narcotiques, opium, jusquiame, belladone, morelle, etc.

Les poisons peuvent pénétrer dans la circulation par des voies diverses : par la respiration, lorsqu'ils ont une forme gazeuse, par l'ingestion stomacale, par absorption intestinale ou cutanée, par une ouverture pratiquée à la peau par un instrument acéré, un couteau, un scalpel, une flèche, etc., par une plaie contuse, morsure de vipère, d'animal enragé, etc. Quel que soit le mode d'introduction, un certain temps est nécessaire pour que l'on voie se développer les accidens qui leur sont propres ; les virus rabique et vénérien ont mis quelquefois, au rapport des auteurs, un espace de temps fort considérable pour produire leur effet. Pour les poisons qui produisent leur action après s'être mêlés au torrent circulatoire, quelques heures sont nécessaires, selon M. Orfila (toxicol.), pour qu'ils puissent avoir toute leur intensité. Il faut remarquer que le sang qui sert de véhicule aux substances toxiques, ne présente pas ordinairement des différences physiques, à moins, comme nous l'apprennent les expériences de MM. Orfila et Magendie, qu'il ne soit mêlé directement, ou par injection, avec le sang des animaux. Mais si les substances ingérées sont fortement odorantes, la respiration conserve long-temps la même odeur ; nous ajouterons que, d'après les expériences récentes de M. Orfila, les urines, quelques heures après l'ingestion des substances toxiques, portent en dissolution une partie du poison qui a été séparé par les reins (expériences à propos du procès Lafarge), ce qui met hors de doute leur absorption et leur séjour dans le sang. L'analyse chimique, entre les mains de MM. Prévost et Dumas a fait trouver l'urée dans le sang des individus en proie à une résorption urineuse; l'odeur de ce liquide est d'ailleurs dans ce cas assez facile à reconnaître. Le sang est diffluent et peu susceptible de coagulation lorsque les fluides des ulcères cancéreux ont été résorbés, et les sels de plomb ont été retrouvés par un chimiste de Lille (Nord) dans le sang des ouvriers d'une fabrique de céruse, qui avaient la colique dite des peintres, pour laquelle on n'emploie pas toujours dans ce pays le traitement de la charité. Nous devons dire, en terminant, qu'il est des affections dont le principe septique paraît avoir son siége dans les vaisseaux lymphatiques plutôt que dans les sanguins, comme l'infection cadavérique; c'est peut-être ce qui a fait dire à M. Boisseau (Nosog. org.), que le sang des personnes affectées de maladies le plus évidemment contagieuses, n'a point développé ces maladies chez les personnes auxquelles on l'a inoculé.

En présence de tous les faits que nous avons énumérés, nous nous demanderons si de vrais praticiens, de bons auteurs, ont jamais pu avoir l'intention de nier les altérations du sang. Il fallait, pour répondre à cette question, interroger d'abord le réformateur célèbre qui, disait-on, voulait les faire disparaître du cadre nosologique, et quelques-uns de ses apôtres les plus fervens. Or, on trouvera dans le tome 3 de la Clinique Médicale de M. Bouillaud (5e classe, lésions du sang, page 312), le passage suivant que je cite sans commentaires : « Abstraction faite de certaines maladies purement mécaniques, il n'est presque aucune affection, soit générale, soit locale, soit aiguë, soit chronique, dans laquelle on ne puisse admettre, et le plus souvent démontrer l'existence de quelque altération de sang.... C'est pourquoi, déjà, dans les différentes classes de maladies, nous avons signalé diverses altérations de cet important liquide qui, de concert avec la force nerveuse, vivifie et anime en quelque sorte tous les organes..... Toutefois, il est d'une saine philosophie médicale d'étudier à part certaines lésions du sang; et quand cette étude embrasse tous les côtés de la question, elle ne manque pas de faire ressortir les points de contact qui se rencontrent entre ces lésions et les autres maladies du cadre nosologique. »

Après cette citation d'un auteur judicieux, mais peut-être un peu trop enclin au physiologisme, je rapporterai un passage de l'auteur de la *Nosographie organique*, un des ouvrages les plus solidistes de nos jours. Après avoir rappelé que Brown, auquel on a tant reproché un solidisme exclusif, admet que la composition des humeurs devenait moins parfaite, et qu'elles se viciaient quand elles n'étaient plus mues dans les vaisseaux par une impulsion suffisante, mais qu'il attribuait l'altération humorale à l'asthénie: il dit que Corvisart, partisan de Boerrhaave et de Stol, croyait aussi à l'altération des liquides, mais que de son temps, Pinel attaquait l'humorisme et partageait cependant l'espoir de Fourcroy de modifier les maladies au moyen de procédés chimiques; quant à lui, voulant éviter autant que possible une solution affirmative dans cette question, il n'accepte comme concluans que les faits positifs; c'est assez dire qu'il ne trouve aucune preuve suffisante pour les admettre. Les liquides, dit-il, soit normaux, soit morbides, jouissent-ils de qualités âcres, irritantes, de la propriété de développer l'inflammation dans les vaisseaux qui les reçoivent, lorsqu'ils sont absorbés, dans les tissus sur lesquels ils ont été versés? L'observation clinique n'apprend rien pour le premier cas, et l'on n'a que des conjectures pour le second. Le fait est, dit-il, que l'on ne sait guère ce que le sang devient dans un organe sain, et l'on sait encore moins ce qu'il devient dans un organe enflammé. (Boisseau, *Nosog. Org.*, tome 3, page 186.)

Nulle part donc, nous n'avons trouvé un solidisme exclusif. Si le galenisme croyait à une altération primordiale due à une élaboration vicieuse ou incomplète des matériaux nutritifs, à l'introduction de parties hétérogènes circulant avec les fluides, et provoquant de la nature conservatrice un effort éliminateur, il admettait encore que cette composition fautive des humeurs, ces corps étrangers qu'elles charriaient, ou qui restaient en contract avec les solides, devaient nécessairement produire, par leur stimulation, la réaction inflammatoire qui localisait les affections. Qui osera nier la justesse de ce raisonnement sur l'évolution morbide, raisonnement que l'observation clinique a confirmé dans tous les temps? Trente siècles d'observation faite par des hommes qui, pour n'avoir pas l'amour-propre de nos jours, n'en avaient pas moins de profondeur et de sagesse, n'auraient-ils donc été qu'une suite de visions et d'erreurs?

Le solidisme de nos jours, qui peut revendiquer tant de pères depuis Haller, Bonnet, Morgagni, jusqu'à Bichat, Pinel, Prost et Broussais, ne nie pas cette altération des fluides qui circulent dans l'économie. L'ignorance des vraies principes de la doctrine physiologique pourrait seule la faire accuser d'une semblable absurdité ; mais le maître posa pour premier principe de pathogénie, l'irritation des parties solides qui, par le trouble qu'elle pouvait produire dans le jeu des organes, devait détruire leurs fonctions, nuire à l'élaboration des sucs, et, en définitive porter atteinte à la crâse humorale (Voyez les propositions qui se trouvent en tête de l'examen des doctrines, le catéchisme de la doctrine physiologique, et en général tous les écrits du professeur Broussais.) Mais, cette irritation, cette épine de Van Helmont, d'où vient-elle? qui est-elle? On pencherait aujourd'hui pour un excès d'influx nerveux qui, réduisant l'irritation elle-même à un rôle secondaire, mettrait le point de départ de la maladie dans un excès de la force vitale; et c'est ce qui a fait dire à un médecin, dans une des dernières séances de l'académie royale de médecine, que la doctrine physiologique n'était que le vitalisme retourné.

D'après le plan que nous nous étions tracé, après avoir parcouru, dans un aperçu historique, les points de vue des anciens, dans une question qui était pour ainsi dire, celle de la médecine antique, nous avons parcouru, dans une énumération rapide, toutes les affections dans lesquelles l'altération du premier fluide de l'économie était autrefois une certitude, et la base du traitement, et semblait n'être plus qu'un vague soupçon et l'objet de mesures thérapeutiques secondaires. Nous avons dit quelques mots des traductions diverses que les systèmes médicaux avaient imposées aux phénomènes pathologiques, qui, eux, ne changeaient pas; et, passant ensuite aux interprétations qui ont dû s'écouler naturellement des faits plus sainement interprétés, et de cette observation rigoureuse que l'esprit de système avait lui-même appelée, nous avons montré la génération médicale de nos jours recherchant activement les changemens physiques ou chimiques dont les fluides peuvent être le siége, et les symptômes morbides qui doivent traduire ces changemens à l'observateur. Nous avons tâché de dire quelques mots de chaque altération, aujourd'hui reconnue ou soupçonnée, et des données thérapeutiques que la raison scientifique tendait à faire admettre, et que l'expérience avait sanctionnées. Nous avons dû être d'un laconisme souvent mesquin, pour pouvoir renfermer dans des bornes convenables la solution complexe d'une vaste question, dont les termes, s'élargissant sans cesse, à mesure que nous voulions l'embrasser, semblaient se refuser aux bornes d'un simple Mémoire. Il nous reste encore, pour remplir notre cadre, à tracer le traitement de celles des altérations du sang qui ont été l'objet dans ces derniers temps des travaux les plus avancés.

---

§ IV.

Thérapeutique.

La question des altérations du sang, long-temps considérée comme hors de doute, sur la foi de Galien et de ses successeurs, demeura pendant des siècles la base des théories pathologiques et le guide des indications thérapeutiques. Violemment expulsée depuis par un solidisme séduisant à certains égards, et qui de plus, avait l'avantage de démontrer des faits nouveaux incontestables, elle reprend aujourd'hui toute sa valeur, et nous croyons qu'un bon esprit médical, dans le mouvement de réaction qui se prononce chaque jour, sans aller chercher ses doctrines dans le fatras verbeux dont une ontologie souvent inintelligible couvrait son ignorance, adoptera, du moins en partie, les idées des anciens humoristes, plutôt sous le rapport pratique que sous celui d'explications oiseuses, et attendra que la science, aujourd'hui plus positive, aidée par des moyens de recherches plus exacts, obtienne de la chimie et des divers moyens d'investigation, ce que les spéculations ne purent jamais lui donner.

S'il est permis de tirer des conséquences thérapeutiques des données chimiques sur la composition du sang, ce qui nous paraît hors de doute, nous dirons de faire rationnellement aujourd'hui ce que l'empirisme fondé sur une judicieuse observation avait inspiré à nos pères. Les mots, infidèles représentans d'idées long-temps abstraites, auront peut-être changé ; l'humeur peccante de Galien sera un virus qu'une dépuration ou une hématose mieux conditionnée pourra détruire : cet auteur saignait pour l'évacuer, nous saignerons pour appauvrir le sang trop excitant. Les saburres de Boerrhaave seront un excès de fibrine ou son défaut. Les contro-stimulans abandonneront l'irritation pour se porter sur la fibrine, conjointement avec les mercuriaux anti-plastiques. Le fer, autrefois astringent ou apéritif, ce qui implique contradiction, ce nous semble, redonnera au globule sanguin sa forme et sa couleur. Les nombreuses classes de purgatifs, peu soucieux des matières souvent innocentes, n'évacueront plus, par les premières et secondes voies, que les parties aqueuses en proportion excessive dans le sang. Le tartrate de potasse et d'antimoine, tour à tour proscrit et triomphant, ne sera plus seulement l'émétique par excellence, mais deviendra le plus redoutable ennemi de l'entité inflammatoire ; les incisifs et hydragogues, par une palinodie solidiste, n'agiront plus que sur les organes sécréteurs chargés de la séparation des liquides ; enfin, la thérapeutique, se prêtant toujours avec une feinte élasticité aux exigences des interprétations de chaque époque, mais se réservant de grandir sa puissance par les découvertes successives qu'elle agglomérera dans sa marche, atteindra toujours de près ou de loin l'être morbide qu'elle est chargée de détruire ou d'affaiblir, parce qu'éloignée du cercle étroit des conceptions systématiques qui ne peut enterrer l'immensité de la science, elle tirera le plus souvent ses préceptes de la saine observation, qui seule peut conduire à la vérité.

L'inspection du sang tiré de la veine, et que recommande Fernel (*Sanguinis observ.*, tom. 1, p. 315), peut conduire souvent à des données thérapeutiques. Indépendamment des modifications que peuvent lui imprimer les constitutions régnantes (1), l'état de diffluence et de plasticité, la proportion des principes constituans, la couleur qui suffit seule souvent pour différencier l'hémoptysie de l'hématémèse., la couenne indiquant, croyons-nous, l'imminence d'un travail plastique dans une cavité séreuse ou articulaire, opinion que nous avions conçue depuis long-temps et qui se trouve aujourd'hui confirmée par les observations et les travaux de plusieurs auteurs, et en particulier de M. le professeur Andral, qui a prouvé que toutes les phlegmasies produisent dans le sang une augmentation de fibrine. Vers le même résultat tendent les études de MM. Raspail et Piorry, qui établissent une analogie de composition chimique entre la couenne du sang et les fausses membranes qui commencent à s'organiser sur une plèvre enflammée ; tout cela pourra mettre sur la voie d'un traitement rationnel, et les changemens qui surviennent dans le sang pourront se réfléchir sur la thérapeutique ; maintenant nous allons entrer dans quelques détails sur les traitemens divers qu'on doit opposer aux divers modes d'altération dont le sang paraît susceptible dans l'état actuel de la science.

(1) Je me rappelle, lorsque j'avais un service dans un hôpital, avoir éprouvé pendant une quinzaine de jours de sérieuses difficultés pour tirer du sang des veines des malades (fiévreux), quelle que fût d'ailleurs leur affection.

PLÉTHORE.

Hypérhémie (ANDRAL), *Hypérémose* (BOUILLAUD) ; *Polyhypérhémie* (PIORRY).

Rien ne semble plus facile, au premier abord, que d'établir le traitement de la pléthore ; il y a trop de sang, il faut en ôter : cette donnée serait, sans doute fort juste, si tous les cas étaient simples et qu'il ne pût exister aucune complication. Mais les dispositions individuelles viennent si souvent modifier les indications, que la sagacité du praticien sera souvent mise à l'épreuve pour juger, soit de l'opportunité, soit de la mesure des évacuations sanguines. Dans tous les cas, le médecin ne devra négliger aucune des ressources que lui offre l'hygiène dans un but prophilactique. Diminuer la quantité des alimens, employer de préférence ceux qui sont les moins riches en sucs nutritifs, les végétaux, etc. ; conseiller l'exercice, la gymnastique : mais l'abstinence et les autres moyens n'agissent que d'une manière fort lente et ne doivent être employés, du moins en première ligne, que lorsqu'il n'y a pas de danger de localisation ; dans le cas contraire, il faut ouvrir largement la veine et employer ensuite le régime pour empêcher la formation du sang, qui ne tarderait pas à être remplacé. Les évacuations sanguines ont, en même temps qu'elles donnent lieu à la déplétion, la propriété d'appauvrir le sang, en lui fesant perdre de ses matériaux solides ; le vide produit par la première évacuation, surtout, ne tarde pas à être comblé par l'absorption interstitielle ; mais il s'absorbe une bien plus grande proportion de sérosité que de particules solides, surtout si, selon la méthode des anciens, on fait boire abondamment le malade qui vient d'être saigné.

Un autre mode de déplétion du système sanguin est la sueur; ce moyen, qui ne peut être également employé sur tous les individus, parce qu'il en est chez lesquels la diaphorèse s'établit très-difficilement, n'a, à peu près, pour effet que de priver le sang d'une partie de sa sérosité. On conçoit facilement qu'elle ne doit pas dès-lors être employée chez les sujets dont la pléthore se complique d'un état de densité et de plasticité du sang, en un mot, ceux chez lesquels le sang n'est pas assez liquide; il faut alors commencer par la saignée.

Il est encore un genre de pléthore qui réclame, dans le principe, les évacuations par la lancette, c'est celle à laquelle sont soumis les individus qui se sont avancés subitement vers des latitudes élevées, et dont le fluide sanguin dilaté par l'influence climatérique, plutôt qu'augmenté en quantité, n'en présente pas moins tous les symptômes de la pléthore, qui persistent souvent jusqu'à l'acclimatement.

C'est bien ici le lieu de parler de l'action des purgatifs. Cette classe de médicamens, que les partisans de toutes les doctrines ont employés dans tous les temps, parce que l'expérience, qui vaut mieux que les théories, avait démontré leurs bons effets, avaient subi, dans leur mode d'action, toutes les interprétations que les doctrines dominantes leur avaient imposées. Après avoir long-temps combattu les humeurs crasses ou peccantes et les saburres des secondes voies, on s'est plu à reconnaître qu'ils avaient pour effet prochain de provoquer à la surface intestinale une sécrétion abondante qui était ensuite évacuée, et de priver ainsi la circulation d'une partie de ses matériaux; dès-lors ils furent reconnus comme des succédanés de la saignée et employés lorsqu'il y avait indication de soustraire au sang l'excès de sa sérosité; du reste, l'expérience clinique a souvent démontré la justesse de cette théorie, et l'on voit chaque jour, sous l'influence des sels neutres ou des dastriques, purgatifs hydragogues, disparaître ce que Bordeu appelait des cachexies séreuses, et même d'énormes collections qu'un défaut d'absorption laissa former dans les diverses cavités.

Après avoir parlé des cas dans lesquels le médecin doit aider la nature à se débarrasser d'un excès de sang qui menace la santé, je dois dire quelques mots de ceux où, bien que l'état pléthorique existe, il se trouve des contr'indications qui s'opposent à l'emploi des moyens déplétifs: je veux parler des cas où la constitution régnante a appris que la saignée avait des effets funestes, comme il arrive en général dans les épidémies de fièvres éruptives, dont on pourrait malheureusement provoquer la rétrocession. Lorsque, dans la jeune fille, encore impubère, les règles semblent vouloir bientôt faire éruption, la saignée pourrait troubler par une révulsion intempestive le molimen hémorrhagique qui finira par se fixer sur les organes de la reproduction; nous en dirons autant des cas dans lesquels la femme se trouve près de son époque menstruelle; enfin de mille autres circonstances que le peu d'étendue de ce Mémoire ne nous permet pas d'énumérer.

La quantité de sang à extraire sera relative d'abord à l'état qui fournit l'indication et ensuite au tempérament, à l'âge, au sexe, à l'habitation, au genre de vie, à l'état moral; enfin à toutes les choses que l'on sait avoir quelque influence sur l'organisation.

Les bains tièdes et les boissons délayantes peuvent bien adoucir les symptômes, les uns en favorisant la dilatation des vaisseaux, les autres en diminuant les qualités excitantes du sang, mais leur effet même, fort contestable, ne pourrait pas être de longue durée et n'empêcherait pas d'en venir à un traitement plus énergique et plus direct.

ANÉMIE.

Hypohémose (Bouillaud), *Polyanhémie* (Piorry.)

Il fut un temps où il parut aussi facile de remédier au défaut de sang dans le corps humain, que d'en extraire lorsqu'il s'y trouvait en excès. Malheureusement la transfusion du sang, malgré quelques cas d'un brillant succès, n'a pu être généralisée, et les événemens fâcheux qui ont suivi son emploi, ont dû y faire renoncer, sauf rare exception, peut-être.

Il faut donc se borner à un traitement hygiénique qui sera puisé dans une alimentation copieuse et surtout nutritive : on choisira les viandes rôties, les mets azotés; on prescrira un exercice modéré, l'exposition au grand air, à la lumière solaire, les passions gaies et l'abstinence de toute perte inutile ; il faudra enfin faire cesser les causes qui pourront l'avoir occasionée. Si ces causes sont des lésions organiques qui ont eu pour effet ou la perte du sang parfait, ou un empêchement à l'hématose, il est évident qu'il faut alors combattre la cause dans l'affection organique, en même temps, sinon avant l'anhémie qui n'est que symptomatique; car, dit M. Piorry, « dans une foule d'affections locales qui ont causé la polyanhémie portée à un haut degré, la maladie primitive en est influencée et guérit avec peine tant qu'il y a peu de sang. » La transfusion, dans tous les cas, ne peut être tentée que lorsque l'affection anhémique est exempte de toute complication.

La soif vive qu'éprouvent ordinairement ceux qui ont subi de grandes pertes de sang, indique dans la nature médicatrice une tendance à remplacer dans les vaisseaux le liquide qu'ils ont perdu, et pour le médecin la nécessité de l'administrer; aussi, il faudra donner dans ce cas une assez grande quantité de boissons légèrement chargées de particules nutritives, comme le bouillon de veau, les sirops étendus d'eau, dont on augmentera graduellement, mais assez rapidement, la consistance; on donnera des bains, des lavemens simples ou nutritifs; enfin on arrivera aux alimens les plus nourrissans, le lait, les œufs, les bouillons de bœuf concentrés, les viandes rôties, etc.

Mais le médicament par excellence dans l'appauvrissement du sang, c'est le fer; ce métal qui, comme je l'ai déjà dit, a été trouvé dans toutes les bonnes analyses, fesant partie du globule cruorique auquel il donne sa couleur, est sans doute dans les cas d'anhémie la première chose qui fait défaut, et les recherches de M. le professeur Andral tendent en effet à prouver que les évacuations sanguines ont pour premier effet de diminuer la proportion des globules qui concourent à former le caillot. L'effet rapide que produit l'administration du fer dans l'anhémie, prouve d'ailleurs par une sorte de synthèse que c'est son défaut qui produisait la maladie. Ce médicament, connu de toute antiquité, a été donné, sous toutes les formes, à l'état d'oxide et combiné à un acide pour former un sel ; il a été le plus souvent employé, combiné à l'oxigène dans plusieurs proportions, même à l'état métallique, sa combinaison ayant lieu dans ce cas dans les voies gastriques avec des acides qui s'y rencontrent ; enfin dissous dans le vin ou l'alcool, etc. ; les préparations qui ont été le plus employées dans ces derniers temps, sont les pillules de Blaud et de Vallet, qui avaient du moins sur l'eau ferrée, la boule de Nancy, l'avantage de laisser connaître la dose du fer employé et de le graduer à volonté. Je dois parler enfin d'un médicament qui fut introduit l'année dernière dans la pratique médicale par deux internes des hôpitaux de Paris, MM. Gelis et Conté ; il s'agit du lactate de fer. Tous les praticiens qui avaient fait usage des préparations ferrugineuses s'étaient aperçus que souvent elles fesaient éprouver la sensation pénible d'un poids sur l'estomac et dérangeaient les digestions; d'autre part, la combinaison du fer métallique dans l'estomac, qui ne pouvait y avoir lieu qu'au moyen d'un corps oxigéné qui y serait contenu, comme l'acide lactique que l'on y connaissait, fit présumer qu'il se formait spontanément un sel qui devait être, par cela même, facilement assimilable, c'était le lactate de fer. L'expérience clinique a justifié cette théorie ; et, indépendamment des essais qui ont été faits à l'hôpital de la Charité, à Paris, nous avons retiré de très-bons effets de son emploi dans notre pratique particulière.

ASPHYXIE.

Anhématosie (PIORRY), *défaut d'oxigénation du sang.*

Le traitement de l'asphyxie sera relatif aux causes qui lui auront donné lieu et qu'il faudra faire immédiatement cesser ; dans tous les cas, le but à atteindre sera de remettre en contact le sang du malade avec l'air atmosphérique; la respiration de l'oxigène pur ayant une action trop vive et trop énergique, on devra employer les frictions sèches sur tout le corps et surtout sur la région précordiale (*Orfila, secours aux noyés, etc.*), la titillation de la membrane pituitaire, la position horizontale avec le thorax un peu élevé, la saignée aussitôt que le mouvement circulatoire pourra paraître bien établi, pour empêcher une trop forte réaction ; enfin, il faudra tenir compte des indications individuelles, chaque asphyxie présentant, pour ainsi dire, des circonstances particulières et qu'il est impossible de prévoir.

INFLAMMATION DU SANG.

(*Hémite de* M. Piorry.)

La prophilaxie de l'état inflammatoire du sang devra être, comme on le pense bien, dans la pratique de tous les moyens hygiéniques qui tendront à éviter les excitations physiques et morales; elles devront varier selon qu'on les emploîra sur des sujets sains, ou sur ceux qui seraient déjà en proie à une autre affection. Lorsque la maladie est imminente ou déclarée, il faut faire observer une diète sévère, insister sur les évacuations sanguines générales tant que l'état du sujet le permet, et cependant rendre les alimens aussitôt que l'on peut croire pouvoir les donner sans danger. Un des points les plus importans, c'est de donner en grande quantité des boissons délayantes prises souvent par petites doses; elles se composeront surtout de tisanes légèrement acidulées.

On pourra employer ensuite, mais seulement comme succédanés, les mercuriaux, les eaux alcalines, les contro-stimulans de l'école italienne, mais avec une grande réserve, de peur que leur emploi, comme nous avons eu occasion de l'observer maintes fois dans les hôpitaux, n'ait pour effet la localisation définitive de la phlogose, et ne provoque le développement d'une gastro-entérite qui pourra se compliquer de désordres nerveux (typhoïdes); c'est ce qui arrive quelquefois sous l'influence du tartrate antimonié de potasse, administré à dose rasorienne, mais dont, malgré cela, nous sommes loin de contester la puissance. Nous conseillerons l'emploi de ce sel dans l'arthrite aiguë, quelques observations déjà publiées, ou qui nous sont propres, nous en ayant démontré l'efficacité. Nous parlerons peu du traitement de cette dernière affection, qui nous semble affecter les solides d'une manière plus évidente, du moins dans son début; nous dirons seulement, pour mémoire, en ayant fait mention dans notre second paragraphe, que le moyen héroïque consiste dans les grandes évacuations sanguines, répétées et abondantes, coup sur coup, comme le veut M. Bouillaud, qui réclame pour ce moyen une priorité que M. Piorry lui conteste. Quoi qu'il en soit, et comme ce moyen avait été employé long-temps avant ces auteurs, comme Baillou, Bordeu, Sauvages et autres l'avaient mis en usage, nous nous bornerons à le recommander puissamment jusqu'à ce que la diminution de l'état plastique ou des syptômes inflammatoires locaux indique la nécessité de s'arrêter. Les purgatifs, *coup sur coup* aussi, ont été préconisés; mais je ne sais si c'est par suite de la préoccupation que nous ont imposée les données de l'école physiologique, qui, du reste, nous paraissent en ce cas fort rationnelles, vu, d'ailleurs, que tous les tissus fibreux sont susceptibles d'être affectés de rhumatisme, et que dans une affection éminemment susceptible de déplacement, une métastase serait à craindre, nous ne conseillerons l'emploi des purgatifs que concurremment, et même après celui des évacuations sanguines répétées, qui nous semblent mieux remplir les indications.

PRÉSENCE DU PUS DANS LE SANG.

(*Pyohémie* , Piorry.)

Lorsqu'on a de bonnes raisons pour croire à l'existence de vastes foyers de suppuration, on devra empêcher par tous les moyens possibles l'absorption de ce liquide; pour cela il faudra les ouvrir dans la partie la plus déclive , et entretenir, au moyen de petites mèches, un écoulement continuel. L'ouverture devra être large de manière à ne permettre aucun séjour, entretenue dans un état de propreté, le foyer même mis à l'abri du contact de l'air par une incision sous-cutanée, conquête de la chirurgie moderne, qui aura, nous pouvons le prévoir, une immense portée. Il faudra établir des points de compression sur le trajet des grosses veines, surtout si les foyers sont rapprochés du centre de la circulation; et si l'ouverture de ces veines est en contact avec eux, on a conseillé dans ce cas de les lier. On augmentera la dose des boissons, on les rendra même nutritives, afin que l'absorption intestinale rende l'interstitielle moins active, et en second lieu, que la matière étrangère soit moins concentrée; il faudra s'abstenir d'évacuations sanguines, qui auraient pour effet inévitable d'éliminer du sang de bonne qualité qui serait remplacé par une absorption dans les foyers purulents : cette prohibition ne s'étend pas sur les cas dans lesquels la formation du pus ne paraîtrait tenir qu'à une pléthore ou à une artérite ou une endocardite (Bouillaud).

Lorsque l'origine du pus qui se trouve dans le sang sera telle que l'on pourra rationnellement espérer d'en voir tarir la source, on pourra employer, selon la voie éliminatoire qui paraîtra le plus disposée à seconder les efforts du médecin, les purgatifs, les diurétiques et les diaphorétiques : il faudra mettre une grande réserve dans l'emploi de ces moyens lorsque l'état du malade pourra faire craindre une colliquation qui arrive souvent d'elle-même, dans les affections de cette nature. La thérapeutique devra être modifiée, suivant que le pus que charrie le sang n'est encore doué d'aucune propriété délétère, ou que par son contact avec des substances étrangères ou avec l'air athmosphérique, il aura subi un commencement de décomposition et aura acquis des propriétés toxiques : à l'état typhoïde qui traduit alors sa présence, on a voulu opposer les médications toniques, les astringens, les martiaux, les amers, le quina, etc., auxquels on pourrait associer une bonne alimentation. Le malheur est que, dans ces cas, les organes digestifs ne peuvent pas les supporter, ou les laissent passer sans altérer leur composition ; que d'ailleurs il existe souvent dans ces cas une inflammation intestinale entretenue par cette cause, et que l'on a appelée pour cela enterorrhée pyohémique, qui conduit ordinairement les malades à la mort.

ICTÈRE.

(*Cholihémie.*)

Cette affection n'étant par nous considérée que comme un symptôme, le traitement qui devra lui être opposé devra s'adresser d'abord à la lésion qui lui a donné naissance; nous n'avons pas à nous occuper de cette partie du traitement qui se rapporterait à l'hépatite, à la gastro-duodénite, aux squirrhes, aux hypertrophies, aux concrétions biliaires et à un grand nombre d'affections de l'abdomen ou de la cavité thoracique, malgré qu'il doive marcher en première ligne, car on a dit de tout temps qu'il fallait enlever la cause pour détruire l'effet. En même temps donc que l'on attaquera la lésion organique qui cause l'ictère, si elle est accessible aux efforts de l'art, on donnera des boissons délayantes parmi lesquelles on peut ranger la tisane de *daucus-carrota*, qui n'a pas plus d'action qu'une autre, mais qui peut en avoir autant si elle est prise en assez grande quantite; on prescrira des eaux alcalines qui peut-être auraient le pouvoir de dissoudre des calculs, ou du moins de détruire la matière grasse de la bile, en se combinant avec elle, et de favoriser sa dissolution; on remarquera si la nature fait spontanément vers quelque émonctoire quelque effort éliminateur, comme vers les voies urinaires (Orfila), et on s'empressera de la favoriser; enfin, on cherchera dans les circonstances individuelles ou dans la constitution régnante, si les évacuations sanguines ou l'emploi des purgatifs que les anciens avaient appelés cholégogues pourront favoriser la circulation ou peut-être la sécrétion du fluide qui produit l'ictère.

Le traitement de la variole devra être modifié dans toutes les périodes de cette maladie, qui semblent être, pour ainsi dire, autant de maladies particulières. La période d'incubation n'étant pas soupçonnée la plupart du temps, il n'y a pas grands préceptes à donner; pendant les premiers symptômes morbides, l'invasion, il faut tenir les malades à un régime sévère et combattre les complications, si quelques symptômes locaux viennent à paraître; c'est ici le lieu de parler de l'opportunité de la saignée dans les fièvres éruptives; quelques auteurs les ont recommandées, surtout dans les premiers jours, avant que la formation des pustules ait pu faire craindre une résorption purulente; d'autres l'ont proscrite dans tous les cas, craignant de provoquer des accidens qui feraient plus que compenser ses avantages. Nous avouons que nous pencherions volontiers pour cette dernière manière de voir, s'il nous était possible d'en avoir une exclusive; nous pensons qu'il faut en général s'abstenir des évacuations sanguines, employer de préférence les saignées locales lorsqu'il y a indication précise, et ne céder qu'à une impérieuse nécessité pour ouvrir la veine. Lorsque l'éruption sera plus avancée on pourra cautériser quelques pustules du visage, de la bouche surtout, avec le nitrate d'argent, pour les faire avorter; on a proposé dans ces derniers temps de couvrir le visage d'un masque de *vigo cum mercurio*, ou de taffetas gommé. Des expériences ont prouvé que ces corps avaient la propriété d'enrayer l'éruption sur les surfaces avec lesquelles ils étaient en contact. Le traitement de la suppuration et de la dessiccation ne se compose guère que de soins hygiéniques et sort de notre cadre. Nous en dirons autant des affections morbilleuses qui, bien que dues, sans doute, à la présence dans le sang d'un principe étranger qui l'altère, nous paraissent n'être qu'une sorte d'effort éliminateur produit par la nature, qui peut ordinairement se suffire à elle-même. Si quelquefois elle se trouvait impuissante, le médecin pourrait trouver les moyens de favoriser ses tendances par les moyens généraux de la thérapeutique.

ÉTAT TIPHOIDE.

Le traitement de cette maladie, qui a été soumise à tant de théories et de dénominations diverses, a été dans tous les temps en harmonie avec les idées que chacun se fesait des causes qui lui donnaient lieu. Aujourd'hui que la croyance de la localisation unique dans les follicules de Brunner et les plaques de Peyer, fera place à une théorie plus saine et plus en rapport avec l'observation, qui découvre des symptômes dits typhoïdes, dans toutes les inflammations graves qui ont pour résultat de troubler profondément la vitalité ou la composition chimique des organes, les moyens que l'on opposera aux accidens typhoïdes tendront à empêcher l'action des causes qui lui donnent lieu, et à les détruire lorsqu'on n'a pu l'empêcher de se développer. Ce n'est pas ici le lieu de parler des quarantaines, utiles, sous quelques rapports, nuisibles, sous beaucoup d'autres, et dont en un mot les avantages sont loin de compenser les inconvéniens. Dans la question actuelle nous devons nous borner à recommander d'abord tous les soins hygiéniques qui pourront s'opposer à l'absorption des fluides altérés, à la surface des membranes muqueuses ou des ulcérations de la peau ; à l'intérieur, les boissons fréquentes, composées de solutions astringentes, antiseptiques, légèrement laxatives, pour empêcher le contact des bouches muqueuses avec le produit des ulcérations intestinales. Voilà probablement où est le rapport qui existe très-souvent, mais pas toujours, comme de nombreuses nécropsies nous en ont donné la conviction, entre les ulcérations de l'intestin et les symptômes typhoïdes : voilà comment ont dû agir les purgatifs répétés de M. Delaroque, à Beaujon, les boissons clhorurées employées à la Charité. A l'extérieur, les lotions fréquentes, les pansemens tendant à séparer au plus tôt les parties mortes, escarres, sphacèles, nécroses, placenta etc. ; par des opérations chirurgicales qui ont, dans ce cas, plus de chance de succès, et je mets, dans ce cas, les amputations nécessitées par les plaies d'armes à feu, que lorsque l'absorption des matières putréfiées sera venue compliquer l'état général du malade. On pourra employer aussi des poudres absorbantes, mais seulement dans l'intervalle des lotions, qui ne devront pas pour cela être plus éloignées. Comme il est plus que probable que la décomposition des matières ne se fait que par le moyen de l'air avec lequel elles sont en contact, il est certain que si l'on pouvait intercepter la communication de ce fluide avec les parties mises à nu, ou détruirait dans le principe l'imminence de la maladie. A défaut d'instrumens pneumatiques particuliers qui n'ont pas encore été faits, on peut couvrir les parties malades de feuilles minces de plomb, ou de bandelettes superposées de diachylon, suivant la méthode anglaise, et l'on réussira en partie à atteindre ce but. Un précepte général d'une grande importance sera d'éviter les déplétions sanguines, tant que l'absorption est encore imminente, de remplir au contraire le système vasculaire au moyen de boissons abondantes. L'emploi des vésicatoires dont on fait fréquemment usage dans ce cas ne nous a jamais paru être d'un grand secours, si ce n'est en imprimant à quelques sujets très-affaiblis une force momentanée qui pouvait devenir utile. Comme, selon nous, l'état typhoïde n'est encore qu'une réunion de symptômes nerveux dont les causes peuvent se trouver dans la lésion de tous les organes, on ne peut recommander aucun traitement spécial, conservant toujours le précepte éternel de la saine médecine : étudier les causes, et puis les combattre par les moyens appropriés. (*Voir la note à la page* 37.)

INTOXICATIONS DU SANG.

Toutes les fois que des symptômes insolites se présenteront au praticien, sans qu'il soit possible de les rapporter à une cause connue, ou qui feront soupçonner au contraire l'action spéciale d'un agent auquel la science a reconnu des propriétés particulières, comme l'opium, la strichymine, les cantharides, etc., lorsque les qualités physiques du sang tiré au malade indiqueront un changement dans son état normal, ou que les réactifs employés sur lui ou sur les fluides des sécrétions, l'urine surtout, y auront démontré la présence d'agens délètères, lorsque surtout des circonstances commémoratives récentes prouveront qu'un poison connu a été porté par une voie d'introduction quelconque dans le sein de l'économie, une foule d'indications diverses pourront se présenter à remplir. La première serait de s'opposer à l'introduction du poison dans la circulation; divers moyens ont été proposés et sont relatifs à la nature de la substance ingérée et au temps qui s'est écoulé depuis son introduction. On a proposé depuis long-temps la ligature, dans la morsure, des membres, par les serpens, les scorpions etc. *In primis deligandum est* (Celse, *de re med.*) ; la succion, les ventouses sur la plaie extérieure, la cautérisation des plaies extérieures au moyen de caustiques liquides (beurre d'antimoine), et si le poison a pénétré par les voies gastriques, et n'est point encore probablement absorbé en totalité, le vomissement, provoqué plutôt par la titillation de la luette ou l'administration de l'eau tiède à haute dose, que par l'emploi d'émétiques antimoniaux qui pourraient ajouter une somme d'empoisonnement à celle que l'on voudrait combattre.

Indépendamment de ces préceptes généraux, il en est d'autres qui sont relatifs à la substance elle-même : nous voulons parler de ceux qui s'adressent directement au poison pour l'envelopper dans une combinaison nouvelle, et détruire, par sa décomposition, ses propriétés malfaisantes. Sans réduire les organes et leurs insterstices cellulaires au rôle de cornue chimique, on pourrait admettre, selon nous en s'étayant de l'expérience clinique, que les réactifs peuvent détruire ou modifier dans le sang les élémens qui entrent dans la composition des parties altérées. N'est-ce pas ainsi qu'agissent dans les maladies qui sont caractérisées par le dépôt dans diverses parties, comme la vessie, les surfaces articulaires, etc., de concrétions tophacées formées d'acide urique, n'est-ce pas ainsi, dis-je, qu'agissent les eaux alcalines, qui, s'il faut en croire les inspecteurs de ces établissemens, ont la propriété de les dissoudre, et qui, il faut bien l'avouer, agissent quelquefois d'une manière favorable à leur destruction? Quoi qu'il en soit, nous ne pouvons que répéter ici, relativement aux divers poisons qui peuvent être introduits dans le sang, que les conseils généraux que l'on peut trouver dans tous les auteurs de toxicologie. Malgré que l'indication la plus pressante soit, sans contredit, la destruction du poison, le praticien aura souvent à combattre encore divers symptômes qui se seront consécutivement développés, et qui, relatifs à l'âge, au sexe, à la constitution du malade, pourront réclamer l'administration de moyens divers, comme les saignées, les révulsifs, etc., mais dont il est impossible de désigner d'avance l'opportunité. Nous exposerons seulement dans un énoncé rapide les contre-poisons qui sont employés pour combattre les divers agens toxiques, renvoyant pour plus amples détails à la toxicologie d'Orfila, de Devergie, de Marc, et aux articles spéciaux qui ont été écrits sur les substances en particulier.

On oppose aux acides : les préparations alcalines, le savon, la magnésie, etc., qu'il faut quelquefois introduire avec la sonde œsophagienne qu'a indiquée Boerrhaave (*Prælect. acad. Gott.*, tome 6.)

Par contre, les alcalis sont combattus par les acides végétaux autant que possible, le vinaigre, l'acide citrique, tartrique, etc.

Phosphore. = Contre-poison. = Boissons mucilagineuses abondantes.

Préparations mercurielles (sublimé). = Lait, albumine, émulsion glutineuse de Taddey, farine délayée dans l'eau.

Acide arsenieux. = Le traitement de cet empoisonnement est aujourd'hui l'objet de grandes controverses: tandis que M. Orfila recommande en première ligne les saignées et les débilitans, M. Rognetta, s'étayant d'expériences faites sur les chiens, promet de grands succès à ceux qui ne craindront pas d'administrer du bon vin, d'excellent bouillon, et même de l'alcool à diverses proportions. Nous attendrons les résultats des essais tentés par d'autres, pour nous prononcer sur ce moyen que nous avouons n'avoir pas le courage de tenter nous-même. On doit employer toutes les substances qui renferment une grande quantité de tannin, spécialement le quinquina, la noix de galle etc.; le péroxide de fer hydraté, fortement préconisé dans ces derniers temps, renferme presque toujours, d'après M. Raspail, et de l'aveu même de M. Orfila, une certaine proportion d'arsenic; il faut n'user que de celui qui est gélatineux et préparé avec soin.

Les sels de cuivre. = Les boissons albumineuses.

Les sels de plomb. = Les purgatifs salins.

Les sels d'argent. = Le sel marin.

Les sels d'étain. = Le lait étendu d'eau.

Les sels antimoniaux. = Le tannin, l'opium, l'eau sucrée.

Pour les autres sels métalliques, ceux de cobalt, d'or, de platine, de chrôme, de manganèse, qui sont employés dans les arts, on ne connaît pas encore d'antidote spécial; mais comme ils sont ordinairement ingérés en très-petites quantités, il suffit, dans ces cas, de donner en abondance des boissons albumineuses ou du lait étendu d'eau.

Préparations de cantharides. = Boissons mucilagineuses et camphre sous diverses formes.

Opium et ses préparations. = Acides végétaux. = Forte décoction de café. C'est, du reste, le traitement de toutes les intoxications narcotiques; morelle, jusquiame, belladone, etc.

Acide hydro-cyanique. = Inspirations de chlore et d'ammoniaque.

Champignons vénéneux. = Lavemens de tabac. = Ether sulfurique.

Morsure des vipères. = Les antispasmodiques, les calmants, l'ammoniaque liquide à l'intérieur et comme topique. Le même traitement est employé dans la morsure des scorpions contre laquelle on avait autrefois de singulières pratiques, les piqûres d'abeilles, de guêpes, d'araignées, qui, d'ailleurs, n'offrent pas de grands dangers. Nous n'en dirons pas autant de la tarentule qui, si elle est peu dangereuse en Italie, occasione souvent la mort dans l'Inde aux prisonniers qui en sont piqués.

Les acides contenus dans l'estomac et qui font partie du suc gastrique, les alcalis contenus dans la salive peuvent-ils être absorbés en nature, et, indépendamment des lésions physiques qu'on leur attribue, érosions, ramollissemens, perforations, etc., peuvent-ils porter sur le sang une action toxique analogue à celle qui serait produite par des principes analogues introduits du dehors? Il est probable que leur absorption d'abord peut avoir lieu comme celle de tous les autres liquides de l'économie, qui ne sont pas excrétés en temps utile, et que, par conséquent, ils peuvent produire un effet pernicieux. Nous avons entendu un savant professeur citer deux cas de sa pratique particulière dans lesquels un énorme flot de bile, dont il évaluait la quantité à 500 grammes, s'étant répandu instantanément dans l'intestin par suite de la désobstruction du canal cholédoque, il se développa tous les symptômes d'un empoisonnement rapidement mortel.

Pour remplir entièrement le cadre qui renferme toutes les altérations dont le sang est susceptible, nous devrions parler aussi de ces miasmes variés et nombreux qui ont occasioné dans tous les siècles les grandes épidémies qui ont décimé les populations, de ces maladies endémiques qui semblent avoir une patrie particulière d'où elles ne font que de rares excursions; nous devrions dire un mot aussi de ces influences plus communes, qui presque toujours viennent imprimer aux maladies les plus ordinaires et même les plus variées, un cachet particulier que l'on connaît sous le nom de constitutions médicales : nous devrions dire un mot de ce choléra, problème terrible dont, malgré nos recherches, nous n'avons pu même rapprocher les élémens disparates, suivant les individus, suivant les lieux où nous l'avons observé et sur lequel des hommes, bien recommandables d'ailleurs, ont émis de si pitoyables hypothèses! Tout ce que nous pourrions dire sur de pareils sujets ne seraient encore que des suppositions plus ou moins probables, des théories dans lesquelles l'imagination aurait plus de part que cette observation rigoureuse d'où la médecine ne doit plus sortir si elle veut atteindre à ce degré de certitude dont elle a besoin pour être la plus incontestable des sciences, comme elle est la plus vaste et la plus utile.

Une autre considération doit nous porter encore à terminer ici ce travail qui dépasserait bientôt les bornes d'un simple Mémoire. Si nous donnions une plus grande extension, aujourdhui, aux idées que nous nous sommes souvent contenté d'énoncer, nous craindrions d'abuser des momens des juges éclairés qui seront appelés à en peser la valeur. Notre tâche en effet n'était pas de retracer dans toute leur histoire les altérations nombreuses dont le sang est susceptible pour tout esprit exempt de prévention; l'académie connaissait trop bien l'immensité de cette question pour qu'elle voulût la renfermer dans des limites aussi étroites; nous nous sommes donc contenté d'énumérer rapidement la plupart des altérations qui, soupçonnées autrefois, ont été rendues évidentes par le progrès de la science; nous avons exposé laconiquement encore, et en évitant autant que possible les répétitions qui se présentent en foule en pareille matière, les moyens thérapeutiques qui sont en harmonie avec nos connaissances en chimie et avec l'observation clinique;

nous parlerons enfin des légitimes espérances que nous font concevoir pour l'avancement de cette question, les travaux de chimie organique si intéressans et si nombreux dont on s'occupe à l'envi depuis que l'on a senti que les organes seuls ne pouvaient pas rendre compte de tous les phénomènes morbides.

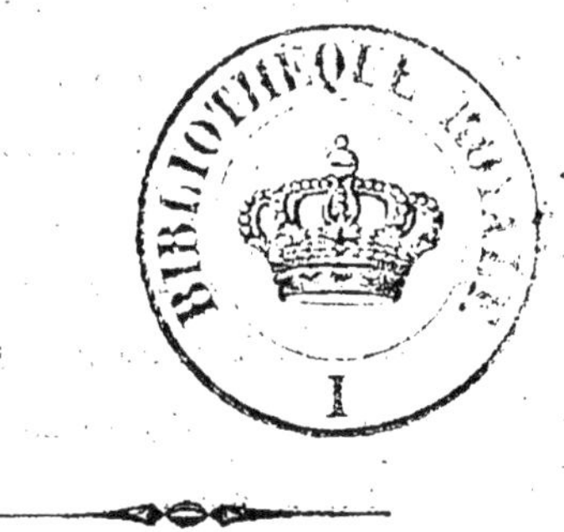

www.ingramcontent.com/pod-product-compliance
Ingram Content Group UK Ltd.
Pitfield, Milton Keynes, MK11 3LW, UK
UKHW021107260726
13994UKWH00002B/755

9 782329 121277